Dormire meglio per prosperare

Passi pratici che miglioreranno la vostra vita

Dr Sui H. Wong MD FRCP

© Copyright 2024 - Tutti i diritti riservati.

Il contenuto di questo libro non può essere riprodotto, duplicato o trasmesso senza l'autorizzazione scritta dell'autore o dell'editore.

In nessun caso l'editore o l'autore potranno essere ritenuti responsabili per danni, risarcimenti o perdite monetarie dovute alle informazioni contenute in questo libro, direttamente o indirettamente.

Avviso legale:

Questo libro è protetto da copyright. È destinato esclusivamente all'uso personale. Non è possibile modificare, distribuire, vendere, utilizzare, citare o parafrasare alcuna parte o il contenuto di questo libro senza il consenso dell'autore o dell'editore.

Avviso di non responsabilità:

Si prega di notare che le informazioni contenute in questo documento sono solo a scopo educativo e di intrattenimento. Sono stati compiuti tutti gli sforzi per presentare informazioni accurate, aggiornate, affidabili e complete. Non sono dichiarate o implicite garanzie di alcun tipo. I lettori riconoscono che l'autore non è impegnato a fornire consigli legali, finanziari, medici o professionali. Il contenuto di questo libro è stato ricavato da varie fonti. Si consiglia di consultare un professionista abilitato prima di provare le tecniche descritte in questo libro.

Leggendo questo documento, il lettore accetta che in nessun caso l'autore è responsabile di eventuali perdite, dirette o indirette, subite in seguito all'uso delle informazioni contenute in questo documento, compresi, ma non solo, errori, omissioni o imprecisioni.

EBH Press : EBHpress.com

Copyright © Dr Sui H. Wong 2024

ISBN: 978-1-917353-34-2 (Paperback), 978-1-917353-35-9 (e-Book)

Indice dei contenuti

INTRODUZIONE 1
   UNA NOTA DELL'AUTORE 2

CAPITOLO 1: LA SALUTE PRIMA DI TUTTO: LA SCIENZA DEL SONNO 5
   L'IMPORTANZA DEL SONNO 6
      Perché abbiamo bisogno di dormire? 6
      Quali sono gli effetti della mancanza di sonno sull'organismo? 7
      Quali sono le idee sbagliate sul sonno? 7
      Quali sono le fasi del sonno? 7
      In che modo la carenza di sonno influisce sulla produttività e sulla concentrazione? 9
      Perché il sonno disturbato o sregolato è causa di disregolazione emotiva? 9
      Che impatto ha la privazione del sonno sulla salute metabolica? 10
   RISOLUZIONE DEI PROBLEMI DI SALUTE 10
   VALUTAZIONE DEL SONNO 12

CAPITOLO 2: ROUTINE E RITMO - CREARE UNA ROUTINE PER IL SONNO 17
   COMPRENDERE IL RITMO CIRCADIANO 18
      Che cos'è il ritmo circadiano? 18
      Che impatto ha la luce sul sonno? 18
      Quali ormoni sono coinvolti nel sonno? 19
      Che cosa sono la pressione del sonno e l'adenosina? 19
      Perché è importante seguire una routine? 20
      Quanto devo dormire? 20
   CREARE UNA ROUTINE DEL SONNO 21
      Il vostro modello di routine 28
   AGIRE DURANTE IL GIORNO 31
      Modello di monitoraggio del sonno e dell'alimentazione 31
      Guida all'attività fisica 33

CAPITOLO 3: RIMANERE ADDORMENTATI - GESTIRE CIÒ CHE VI TIENE SVEGLI 35
   IL SONNO DI TUTTA LA SALUTE 35
      Che impatto ha la mia dieta sul sonno? 35
      Quali sono i cibi peggiori per il sonno? 36
      Quali sono gli alimenti migliori per dormire meglio? 36
      Perché è così difficile svegliarsi al mattino? 37
      Cosa causa l'insonnia? 38
   RISOLUZIONE DEI DISTURBI DEL SONNO 39
      Salute del sonno e altro 39
      Promemoria per lo stress 41
      Stimolanti comuni 42
      Guida agli alimenti che favoriscono il sonno 43
   ALZARSI E RIMANERE IN PIEDI 44

CAPITOLO 4: FATTORI AMBIENTALI: CREARE LA SITUAZIONE PERFETTA PER IL SONNO 47
   L'IMPATTO DI CIÒ CHE CI CIRCONDA 47

- *Che impatto ha la temperatura sul sonno?* 48
- *Quali suoni possono tenermi sveglio?* 48
- *Cosa indossare a letto?* 48
- *Una camera da letto disordinata influisce sulla salute del sonno?* 49
- PERFEZIONARE L'AMBIENTE IN CUI SI DORME 49
  - *Disordine per il sonno* 50
  - *Condizioni di riposo ideali* 51
- SCREEN DETOX 52

CAPITOLO 5: AUMENTARE IL RIPOSO: APPROCCI OLISTICI PER UNA SALUTE A LUNGO TERMINE 55

- STRUMENTI PER IL RIPOSO 56
  - *Tè* 56
  - *Oli essenziali* 56
  - *Integratori* 56
  - *Coperta appesantita* 57
  - *Paradenti* 57
  - *Massaggi regolari* 57
- STRATEGIE DI RILASSAMENTO 57
  - *Bagni caldi* 58
  - *Lavoro di respirazione* 58
  - *Yoga Nidra* 59
  - *Il sonnellino come integrazione del sonno* 60
  - *Diario dei sogni* 61

CAPITOLO 6: CAPITOLO BONUS - DORMIRE PER CIRCOSTANZE SPECIALI 63

- IL SONNO PER BAMBINI E ADOLESCENTI 63
- IL SONNO PER LA SALUTE DELLE DONNE 65
- IL SONNO PER GLI ATLETI 66
- SONNO PER ORARI NON TRADIZIONALI 67
- IL SONNO PER GLI OVER 60 68

CONCLUSIONE 69

- *Il vostro piano d'azione* 70
- *Una nota dell'autore* 71

30 GIORNI PER UN SONNO MIGLIORE 72

- TRACKER DEL SONNO 72
- FASE 1: TROVA LA TUA ROUTINE MATTUTINA 76
- FASE 2: STABILISCI UNA ROUTINE NOTTURNA 78
- FASE 3: MIGLIORA LA QUALITÀ DEL SONNO 80

ALTRE RISORSE PER IL SONNO 83

- AIUTO SPECIALIZZATO 83
- APPRENDIMENTO CONTINUO 83
- FONTI ONLINE 83

APPENDICE 87

RIFERIMENTI 89

- RIFERIMENTO IMMAGINE: 94

Introduzione

Il sonno influisce su tutto.

Cosa vi viene in mente quando pensate alla salute? Forse ci si concentra sul cibo o forse viene in mente l'immagine di una persona atletica. Tuttavia, un aspetto fondamentale della salute che non dovrebbe essere ignorato è quello delle abitudini del sonno.

Quasi tutti gli animali viventi dormono. Alcuni si riposano molto, come i koala, che possono dormire per 18 o più ore al giorno ("Koala", 2020). Altri, come le giraffe, dormono meno di cinque ore al giorno (Suni, 2023a)!

Il sonno può essere un aspetto trascurato da chi vuole migliorare e sentirsi meglio. Gli effetti più gravi di un sonno insufficiente non vengono percepiti immediatamente e quelli meno gravi possono essere mascherati con bevande a base di caffeina o snack zuccherati. È probabile che abbiate sentito qualcuno dire: "Riesco a dormire quando sono morto", o forse l'avete detto voi stessi!

In realtà, la privazione del sonno probabilmente accorcerà la vostra vita *e* influirà sulla vostra produttività. Quante volte siete rimasti alzati fino a tardi pur sapendo di dovervi svegliare al mattino? Quando è stata l'ultima volta che avete premuto il tasto snooze e avete dormito per più di 20 minuti oltre l'orario di sveglia previsto?

Come per altri aspetti della nostra salute, molti di noi sanno di dover migliorare questo aspetto, ma il problema è sapere come fare per ottenere un sonno di maggiore qualità. In questa guida seguiremo un processo passo dopo passo per migliorare la qualità del sonno e migliorare la salute generale.

Per iniziare il vostro viaggio verso un sonno migliore, cominceremo a parlare dell'importanza di stabilire un orario di sveglia costante ogni mattina. Questa semplice abitudine vi aiuterà a stabilire una sana routine, a capire le vostre esigenze di sonno e a evitare di accumulare un debito di sonno. Scoprirete perché è fondamentale svegliarsi alla stessa ora ogni giorno, anche nei fine settimana, per regolare l'orologio interno del corpo e migliorare la qualità del sonno.

In seguito, perfezionerete la vostra routine notturna determinando l'orario ideale per andare a letto in base alla durata del sonno che desiderate. Per esempio, se il vostro obiettivo è dormire sette ore, imparerete a regolare la vostra routine di conseguenza, in modo pratico e senza interruzioni, per allinearvi al ritmo naturale del vostro corpo. Alla fine di questo percorso, conoscerete le vostre esigenze di sonno e i modelli di sonno ottimali e imparerete le strategie per migliorare la qualità del vostro sonno.

Un sonno di qualità non è solo fondamentale per la salute del cervello, ma anche per la produttività, la salute e il benessere generale. Questo libro di lavoro mira a fornirvi strumenti pratici per stabilire e mantenere sane abitudini di sonno!

Una nota dell'autore

Come neurologo (medico) e ricercatore di neuroscienze sugli interventi per migliorare la salute del cervello, comprendo l'importanza del sonno per la vostra salute. Ho esperienza nelle applicazioni cliniche per il trattamento di condizioni mediche e neurologiche e ho utilizzato le mie competenze per sostenere un cambiamento comportamentale di successo.

Assisto spesso coloro che sono interessati a migliorare il proprio modello di sonno. La modifica del sonno può cambiare la vita in molti modi, ad esempio riducendo le emicranie e aumentando la vigilanza quotidiana. Inoltre, molte persone passano da una sensazione di annebbiamento a una sensazione di chiarezza e freschezza quotidiana. Con queste pratiche è possibile ottenere risultati sorprendenti che cambieranno la vita in meglio.

La motivazione che mi ha spinto a scrivere questo libro deriva dalle domande e dalle sfide che spesso vedo nella mia pratica clinica. Gli approcci contenuti in questo libro includono molti elementi che si sono rivelati utili ed efficaci per migliorare la qualità della vita dei miei pazienti. Ora sto cercando di condividere questa esperienza con un pubblico più ampio, in modo che più persone possano avere un impatto positivo sulla loro vita al di là della mia clinica quotidiana!

Sono appassionata dell'importanza del sonno e ho potuto constatare di persona l'impatto negativo che la mancanza di sonno può avere sulla salute. La mia missione è trasformare la salute delle persone nel mio studio medico.

Il mio approccio mira a trasmettere gentilezza, compassione, empatia e motivazione. Il mio obiettivo è che le persone si sentano autorizzate e ispirate a compiere passi positivi. Anche se a volte il viaggio può sembrare impegnativo, perseverare e seguire il processo porterà preziosi frutti!

All'inizio, vorrei incoraggiarvi a riflettere sulla vostra motivazione di fondo, il vostro "perché" profondo. Potrebbe trattarsi del desiderio di migliorare, di sostenere la vostra famiglia, di essere un partner, un fratello o un insegnante migliore, o di eccellere nei vostri ruoli professionali.

Prendetevi un momento per scrivere il vostro "perché" qui sotto. Quali sono i vostri obiettivi e cosa vi spinge a migliorare? Scriverlo vi aiuterà a rafforzare questa idea:

_____

_____

_____

Poi, nel corso del processo di miglioramento del sonno, potrete tornare a questa motivazione per aiutarvi a rimanere concentrati e in linea con i vostri obiettivi. Individuare le fonti di gioia, scopo e significato è la chiave per un cambiamento positivo e duraturo

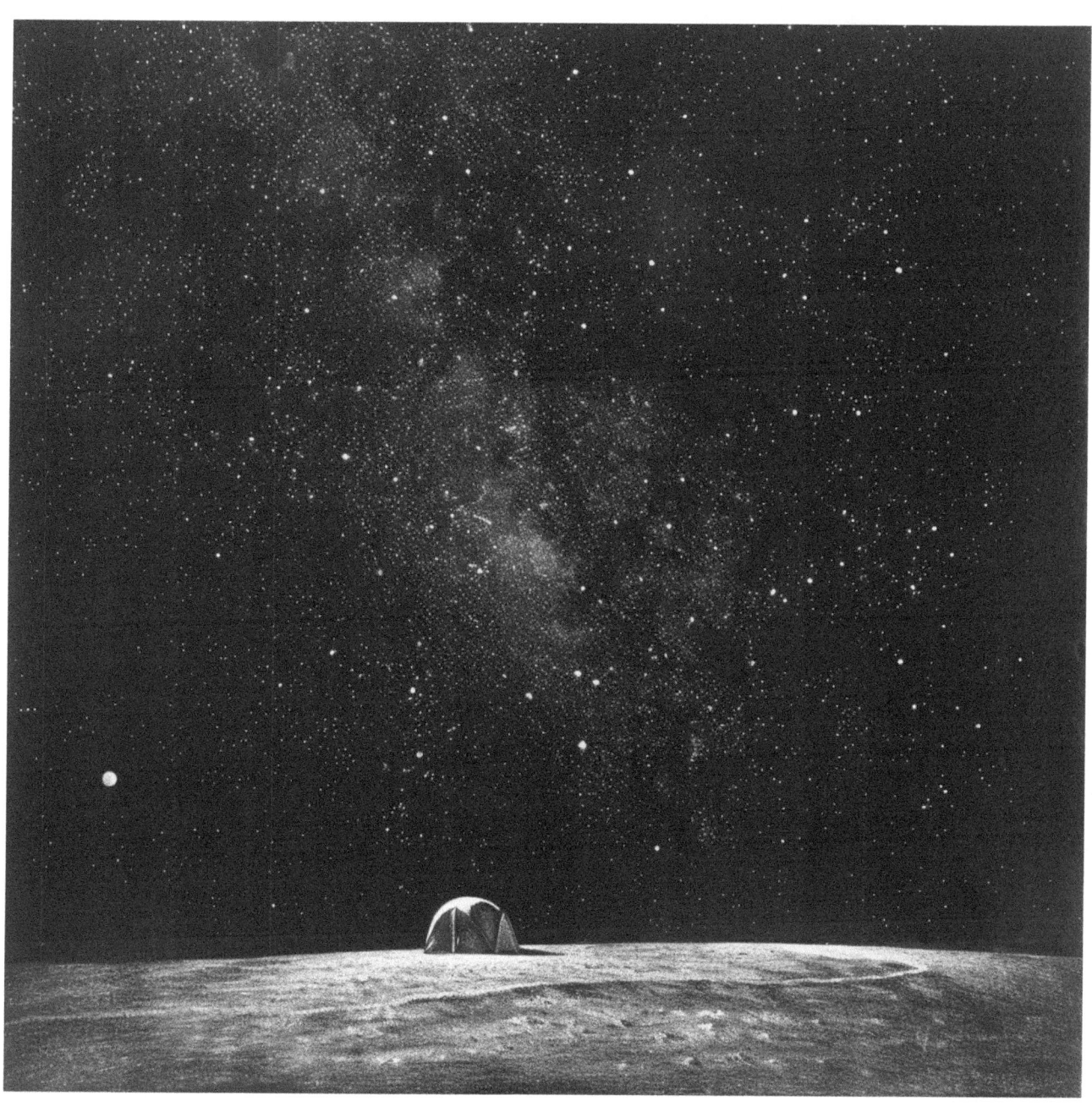

Capitolo 1:

La salute prima di tutto: la scienza del sonno

Conoscere la scienza di ciò che accade quando il corpo va a dormire vi aiuterà a capire perché è importante creare una routine e come risolvere i problemi del sonno.

Nei prossimi sei capitoli di questo libro imparerete tutto quello che c'è da sapere sulla qualità del sonno e su come perfezionare la vostra routine. Alla fine, potrete prendere ciò che avete imparato e applicarlo alla vostra vita in modo da notare, nel giro di poche settimane, un miglioramento della qualità del vostro sonno. Alla fine del libro, nella sezione delle risorse aggiuntive, troverete un piano d'azione che potrete mettere in pratica per adottare il giusto approccio alla vostra salute.

Sapete già che il sonno è importante e questo vi ha spinto a venire qui! Ora approfondiamo perché è così vitale per la salute e cosa succede all'interno dell'organismo durante questo periodo di riposo notturno.

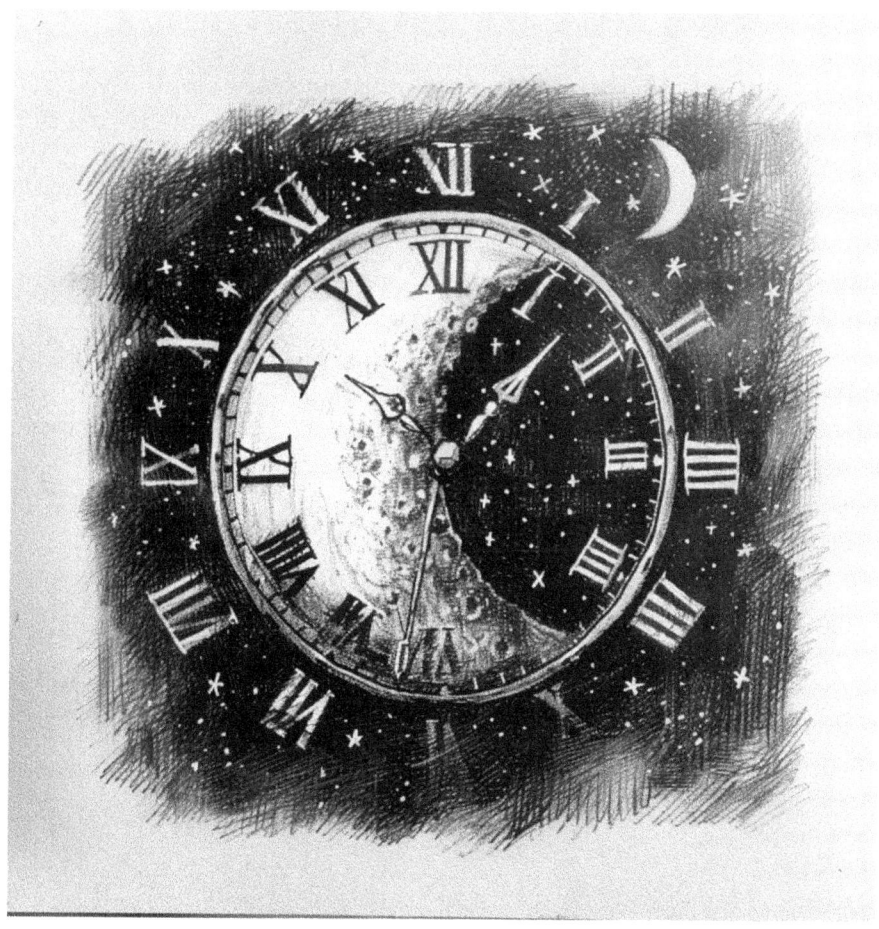

> *Lo sapevate?*
>
> Il sonno non ha solo un impatto sulla salute fisica e mentale, ma anche sull'aspetto (e non solo sulle borse pesanti sotto gli occhi!). Uno studio ha concluso che "una scarsa qualità cronica del sonno è associata a un aumento dei segni di invecchiamento intrinseco, a una diminuzione della funzione di barriera cutanea e a una minore soddisfazione per l'aspetto" (Baron, n.d.).

L'importanza del sonno

Dormire è qualcosa che facciamo da quando siamo nati e anche da prima! Si stima che i feti dormano per circa il 95% del tempo quando sono nel grembo materno (McTigue, 2020). Il sonno non è una pratica che si deve imparare a fare; il nostro corpo è naturalmente predisposto a inviare segnali di stanchezza e di vigilanza durante la giornata. Tuttavia, ciò *che* dobbiamo imparare è come mantenere un sonno costante e regolare. Perché? Di seguito sono riportate alcune FAQ per aiutarvi a capire cos'è il sonno, perché è necessario per il vostro corpo e perché la regolarità del sonno è importante per la salute generale.

Perché abbiamo bisogno di dormire?

Il sonno, nella sua forma più semplice, è un processo di rigenerazione. Considerate qualsiasi parte del vostro corpo, che sia il cuore o lo stomaco. Ogni zona ha bisogno di una forma di riposo. Nulla smette mai di funzionare completamente, altrimenti non funzionerebbe correttamente. Tuttavia, non tutto funziona a ritmo sostenuto per tutto il giorno. Si può correre solo fino a un certo punto, prima di doversi fermare e riprendere fiato per far riposare i polmoni. Si può mangiare solo fino a quando non ci si deve fermare per far digerire lo stomaco. Si può stare in piedi solo fino a quando i muscoli delle gambe hanno bisogno di riposo e ci si deve sedere.

Anche il cervello ha bisogno di riposo, come qualsiasi altra parte del corpo. Non smette mai di lavorare, ma il sonno è un processo essenziale che aiuta il cervello ad aumentare le funzioni neurologiche, come ad esempio (Bryan, 2023):

- apprendimento
- memoria
- immunità

Quando si dorme, il cervello lavora duramente per aiutare a migliorare e regolare tutto ciò che accade nel corpo, dalla digestione all'equilibrio ormonale.

Quali sono gli effetti della mancanza di sonno sull'organismo?

Secondo il National Heart, Lung, and Blood Institute, "Il modo in cui ci si sente quando si è svegli dipende in parte da ciò che accade durante il sonno" ("Why Is Sleep Important", 2022).

Una cattiva salute del sonno è associata a (Carden et al., 2021):

- cancro
- malattia cardiovascolare
- diabete
- aumento del rischio di mortalità
- obesità

È chiaro che una cattiva salute del sonno contribuisce a queste cose e aggrava qualsiasi altra condizione di salute con cui si sta già lottando. Non riuscire a garantire al proprio corpo un sonno adeguato può essere dannoso per la salute tanto quanto un'alimentazione scorretta, la mancanza di esercizio fisico o lo stress eccessivo

Quali sono le idee sbagliate sul sonno?

Uno dei più grandi equivoci sul sonno è che il corpo può adattarsi a un sonno insufficiente. A volte può sembrare così. Forse avete dormito solo tre ore prima di un'importante giornata di lavoro e vi siete sentiti bene dopo un caffè e una doccia fredda. Queste cose mascherano solo i sintomi, non risolvono il problema. In questo modo si può pensare che il sonno non sia un problema, ma se lo si fa con costanza si rischia di avere una salute cagionevole in seguito.

Un'altra idea sbagliata è che la quantità di sonno sia la cosa principale da considerare e che il pisolino integri il sonno. È vero che il pisolino può aiutare a sentirsi riposati, ma non sostituisce un sonno sano (Suni, 2023c). Inoltre, non è vero che più si dorme e meglio si sta. Se è vero che dormire una quantità adeguata di sonno è importante, è ancora più importante che il tipo di sonno sia di alta qualità, per garantire che il corpo sperimenti il naturale processo di rigenerazione necessario.

Quali sono le fasi del sonno?

È probabile che abbiate sentito parlare delle fasi del sonno. O perlomeno, avete sperimentato come ci si sente! Ogni notte il nostro corpo attraversa diverse fasi del sonno, ognuna delle quali ha uno scopo diverso ("Sleep", 2023). Ogni fase porta il corpo a un sonno più profondo e il corpo attraversa tutte le fasi quattro o cinque volte per notte. Il ciclo di solito dura dai 90 ai 120 minuti. Le quattro fasi di questo ciclo sono:

- NREM (movimento oculare non rapido) fase 1
- Stadio NREM 2
- Stadio NREM 3
- Sonno REM (rapid eye movement)

Le fasi di movimento oculare non rapido (NREM) iniziano quando il corpo inizia ad addormentarsi.

Durante le tre fasi del movimento oculare non rapido, il corpo inizia il processo di addormentamento. Nella fase 1 ci si può svegliare facilmente, poiché si tratta di una fase leggera. Nella fase 2, il cervello è più rilassato e le onde cerebrali rallentano. Poi, nella fase 3, si entra in un sonno più profondo, con le onde cerebrali che rallentano ancora di più, mentre si attiva il processo di rigenerazione.

Infine, durante la fase REM il cervello diventa più attivo ed è questa la fase in cui è più probabile sognare. Durante ogni ciclo, la fase REM diventa più lunga.

Perché è importante conoscere queste fasi? Per ottenere un riposo notturno completo, il corpo ha bisogno di attraversare più volte queste fasi per organizzare le informazioni, immagazzinare i ricordi e ripristinare l'energia del corpo. Se ci sono disturbi che interrompono una grande percentuale di sonno della fase 3 durante la notte, come l'uso di caffeina o di alcol, si può essere privati dei benefici di questa fase, come il lavaggio delle tossine.

Inoltre, questo aiuta a spiegare perché i sonnellini possono talvolta essere controproducenti. Se si dorme abbastanza a lungo da entrare nella fase NREM 3 e poi ci si sveglia, ci si può sentire intontiti e confusi ("Sleep", 2023).

Poiché ogni fase REM diventa più lunga nel corso della notte, se un giorno ci si deve svegliare particolarmente presto per un evento come un volo, sarà la maggior parte della fase REM a risentirne. In questo caso, fare piccoli aggiustamenti di programma prima del viaggio può aiutare a dormire di più per prepararsi.

La comprensione di queste fasi del sonno ci insegna che il sonno è un processo complesso, non solo un rapido periodo di riposo per il corpo. Per migliorare il sonno è necessario imparare a lavorare con il corpo per facilitare un sonno più profondo e ristoratore, per migliorare il modo in cui ci sentiamo durante il giorno.

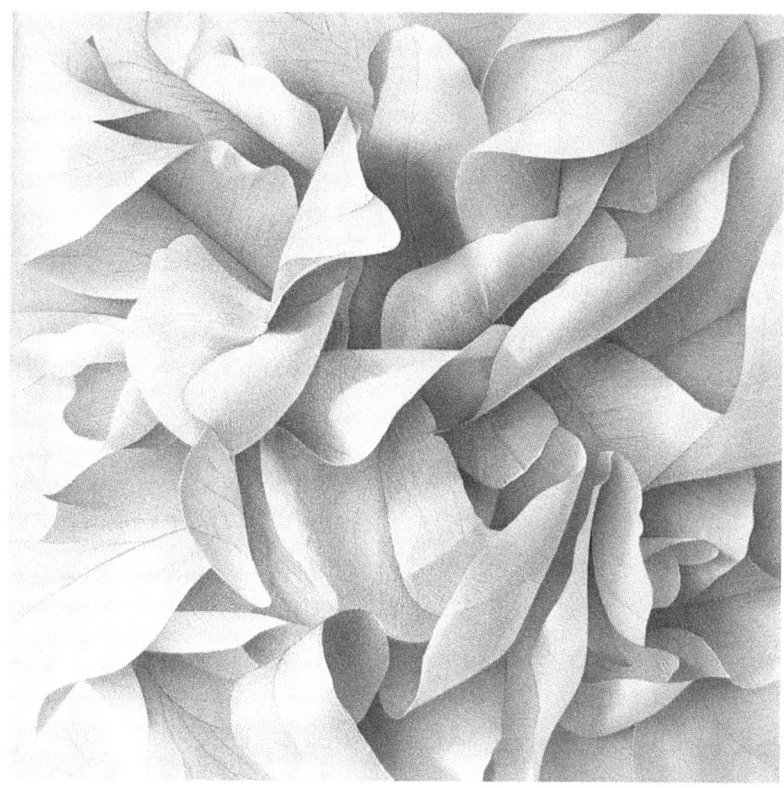

In che modo la carenza di sonno influisce sulla produttività e sulla concentrazione?

Un'altra cosa fondamentale da sapere sul sonno è che si tratta di un processo chimico dell'organismo. Ogni fase produce ormoni che sono vitali per aiutare il corpo a funzionare (Suni, 2023b). Quando si dorme, il cervello è sottoposto a processi cognitivi, come ad esempio (Suni, 2023b):

- consolidamento della memoria
- eliminare le proteine pericolose
- collegare e rafforzare le idee

Quando saltiamo queste funzioni cognitive, è più difficile per il nostro cervello lavorare correttamente durante il giorno. Il richiamo della memoria diventa più difficile, compromettendo la nostra capacità di pensare in modo logico, di risolvere i problemi e di seguire le indicazioni. Quando le nostre idee sono disorganizzate, possiamo essere meno produttivi e fare fatica a portare a termine compiti importanti.

Oltre ai processi biologici che si perdono quando si dorme poco, la stanchezza può portare all'impulsività e la stanchezza riduce la motivazione, incidendo quindi sulla nostra routine quotidiana.

Perché il sonno disturbato o sregolato è causa di disregolazione emotiva?

Come già accennato, la mancanza di sonno ha un impatto su diverse funzioni cognitive, che influenzano anche il modo in cui si gestiscono le emozioni. La privazione del sonno può renderci più sensibili ai fattori di stress e ridurre la nostra capacità di gestire le emozioni (Vandekerckhove, 2017). Quando non si dorme a sufficienza per sostenere le basi cognitive per la propria salute, si finisce per lottare con ulteriori pressioni della vita.

Pensate a questo aspetto: Se si conduce uno stile di vita sedentario, fare attività fisica di base può essere difficile, come salire diverse rampe di scale o stare in piedi per lunghi periodi di tempo. Inoltre, un'attività fisica aggiuntiva, come la partecipazione a uno sport, sarà ancora più difficile.

Se il cervello non dorme a sufficienza, non gli si fornisce il riposo di base necessario per il naturale processo di rigenerazione. In questo modo, ogni ulteriore esigenza della vita che porta con sé fattori di stress diventa ancora più difficile da gestire. Lo stress eccessivo porta il corpo a subire un processo chimico, disregolando gli ormoni.

La mancanza di sonno può causare stress e lo stress può causare una mancanza di sonno, contribuendo così a un ciclo che vi fa sentire stanchi, esauriti e sopraffatti.

Che impatto ha la privazione del sonno sulla salute metabolica?

È chiaro come e perché la privazione del sonno abbia un impatto sulla mente, dal momento che durante il sonno avvengono molte cose a livello cognitivo. Ma ora ci si potrebbe chiedere come questo abbia un impatto sul corpo nel suo complesso.

Poiché vengono rilasciati molti ormoni durante l'addormentamento, il sonno e il risveglio, il corpo dipende dall'equilibrio ormonale per funzionare correttamente. Una volta che gli ormoni del sonno sono disturbati, l'impatto si diffonde ad altri ormoni che regolano la glicemia, la fame e la pressione sanguigna. Questo potrebbe portare a voglie e abitudini alimentari eccessive, con ulteriori disturbi alla salute dell'apparato digerente.

Inoltre, quando le abitudini del sonno sono scorrette, il metabolismo generale viene alterato, compromettendo la capacità dell'organismo di regolare il peso corporeo. Tutto ciò riduce l'energia, il che può portare a desiderare cibi ipercalorici o bevande zuccherate e contenenti caffeina, poiché il corpo cerca fonti di energia. A sua volta, questo ha un impatto ancora maggiore sul peso, contribuendo così a un ciclo di sonno malsano.

Risoluzione dei problemi di salute

Il sonno è l'abitudine chiave che promuove altre abitudini salutari, come l'alimentazione corretta e l'attività fisica. Anche se all'inizio potrebbe non sembrare così, ci sono molti sintomi che potrebbero essere legati alle abitudini del sonno.

Prendetevi un momento per riflettere su alcuni dei problemi di salute che vi affliggono. Di seguito è riportata una tabella che racchiude alcuni dei principali problemi di salute legati alla scarsa qualità del sonno. Prendete nota di quelli che state sperimentando, insieme ai sintomi che state affrontando. Potreste scoprire che non vi siete resi conto che il sonno contribuisce a questi problemi!

Problemi di salute comuni	I sintomi che potreste avvertire
Disregolazione emotiva	<ul><li>sbalzi d'umore</li><li>ansia</li><li>depressione</li></ul>
Mancanza di motivazione o scarsa produttività	<ul><li>procrastinazione</li><li>scarso rendimento lavorativo o scolastico</li><li>fatica a completare i compiti</li></ul>
Problemi di attenzione e concentrazione	<ul><li>fatica a prestare attenzione</li><li>problemi di memoria o dimenticanza</li><li>difficoltà ad ascoltare o a comprendere le informazioni</li></ul>
Gestione del peso	<ul><li>metabolismo lento</li><li>obesità</li><li>perdita o aumento di peso improvviso e inspiegabile</li></ul>
Salute metabolica	<ul><li>intenso desiderio di cibo</li><li>ipertensione arteriosa</li><li>irritabilità</li></ul>
Mancanza di energia	<ul><li>letargia</li><li>fatica</li><li>esplosioni di energia seguite da crolli di energia</li></ul>

Valutazione del sonno

Una volta stabilite le ragioni più importanti per prendersi cura della salute del sonno, si inizia a creare una migliore motivazione per mantenere queste abitudini. Può essere difficile prendere abitudini e cambiare stile di vita se prima non si capisce perché è necessario farlo. Dormire meglio è positivo per ovvi motivi, come sentirsi più riposati e ridurre la stanchezza. Tuttavia, è ciò che accade all'interno del corpo che è fondamentale per regolare la salute totale.

Il prossimo passo è un'autovalutazione che vi aiuterà a gettare le basi per la vostra personale routine del sonno. Prendetevi un po' di tempo per riflettere sulle domande che seguono. Utilizzate le righe fornite per scrivere le vostre risposte, oppure scrivetele su un quaderno a righe separato se state usando un eBook.

Che cosa le rende difficile regolare i suoi schemi di sonno?

Quali sono le cose che più vi impediscono di dormire?

A quali abitudini partecipate consapevolmente che potrebbero rendere difficile il sonno?

Quali sono i vostri maggiori punti di forza quando si tratta di mantenere una routine del sonno?

Cosa c'è nel vostro ambiente che vi tiene svegli?

Come sono i vostri livelli di stress?

Quali sono le vostre altre abitudini salutari, come le abitudini alimentari o le routine di allenamento e i regimi di esercizio?

_____

_____

_____

Ora, utilizzando le risposte fornite in precedenza, compilate la tabella sottostante o copiate questo modello su un quaderno a righe se state utilizzando un eBook. Nella colonna di sinistra sono stati forniti alcuni esempi. Con una penna, cancellate quelli che potrebbero non essere un problema per voi e con un evidenziatore segnate quelli su cui dovete lavorare. Nella colonna di destra, scrivete le vostre risposte. Utilizzate i punti elenco per concentrarvi sulle cose più importanti che vi impediscono di dormire bene.

Le cose che mi impediscono di mantenere una routine di sonno regolare sono:	<ul><li>ansia</li><li>incubi</li><li>svegliarsi nel cuore della notte</li><li>abitudini scorrette, come l'uso del telefono prima di andare a letto</li></ul>	La mia risposta:
I maggiori disturbi che ho durante il sonno includono:	<ul><li>rumori, come il russare del partner</li><li>alzarsi frequentemente per urinare</li><li>situazioni di sonno scomode</li></ul>	La mia risposta:
Le abitudini che per me sono più difficili da interrompere quando si tratta di regolare la mia salute del sonno sono:	<ul><li>stare alzato più tardi del dovuto</li><li>dormire più tardi del dovuto</li><li>bere caffeina prima di andare a letto</li></ul>	La mia risposta:

Quando si tratta di dormire regolarmente, sono la migliore:	<ul><li>andare a letto ogni sera alla stessa ora</li><li>dormire la stessa quantità di sonno ogni notte</li><li>seguire una solida routine notturna</li></ul>	La mia risposta:
Ci sono alcuni fattori al di fuori del mio controllo che disturbano il mio sonno, come ad esempio:	<ul><li>rumori esterni, come il traffico o i vicini rumorosi</li><li>disturbi della luce dovuti a turni di lavoro irregolari</li><li>animali domestici o bambini che disturbano il mio sonno</li></ul>	La mia risposta:
Quando parlo del mio livello di stress e dei maggiori fattori di stress che mi impediscono di dormire meglio, probabilmente direi:	<ul><li>questioni finanziarie</li><li>stress da lavoro</li><li>problemi familiari o relazionali</li></ul>	La mia risposta:
Descriverei le mie abitudini alimentari dicendo:	<ul><li>Mangio in modo abbastanza sano e sono soddisfatto delle mie scelte alimentari.</li><li>Mangio per lo più in modo sano, ma mi servirebbe un po' di lavoro.</li><li>Non mangio in modo molto salutare e potrei migliorare in questo campo.</li></ul>	La mia risposta:

Descriverei le mie abitudini di attività fisica dicendo:	<ul><li>Faccio esercizio fisico con frequenza e costanza</li><li>Faccio esercizio occasionalmente, ma avrei bisogno di un po' più di movimento fisico nella mia routine.</li><li>Faccio raramente esercizio fisico o molta attività fisica</li></ul>	La mia risposta:

Capitolo 2:

Routine e ritmo - Creare una routine per il sonno

Vi siete mai chiesti perché dormiamo di notte e siamo svegli di giorno? Sapete perché alcuni animali escono di notte e altri sono attivi solo di giorno? Gli animali notturni, che dormono durante il giorno e sono svegli di notte, hanno funzioni naturali incorporate nella loro biologia che aiutano a sopravvivere di notte. Gli esseri umani, invece, sono diurni e si affidano alla luce del sole per ottenere prestazioni ottimali.

A causa della luce artificiale e delle esigenze frenetiche della vita quotidiana, gli esseri umani fanno meno affidamento sul ciclo naturale della giornata, il che può contribuire a creare problemi di sonno. Tutti noi abbiamo un ritmo circadiano che indica al nostro corpo quando svolgere funzioni corporee vitali, come il rilascio di ormoni e segnali di fame.

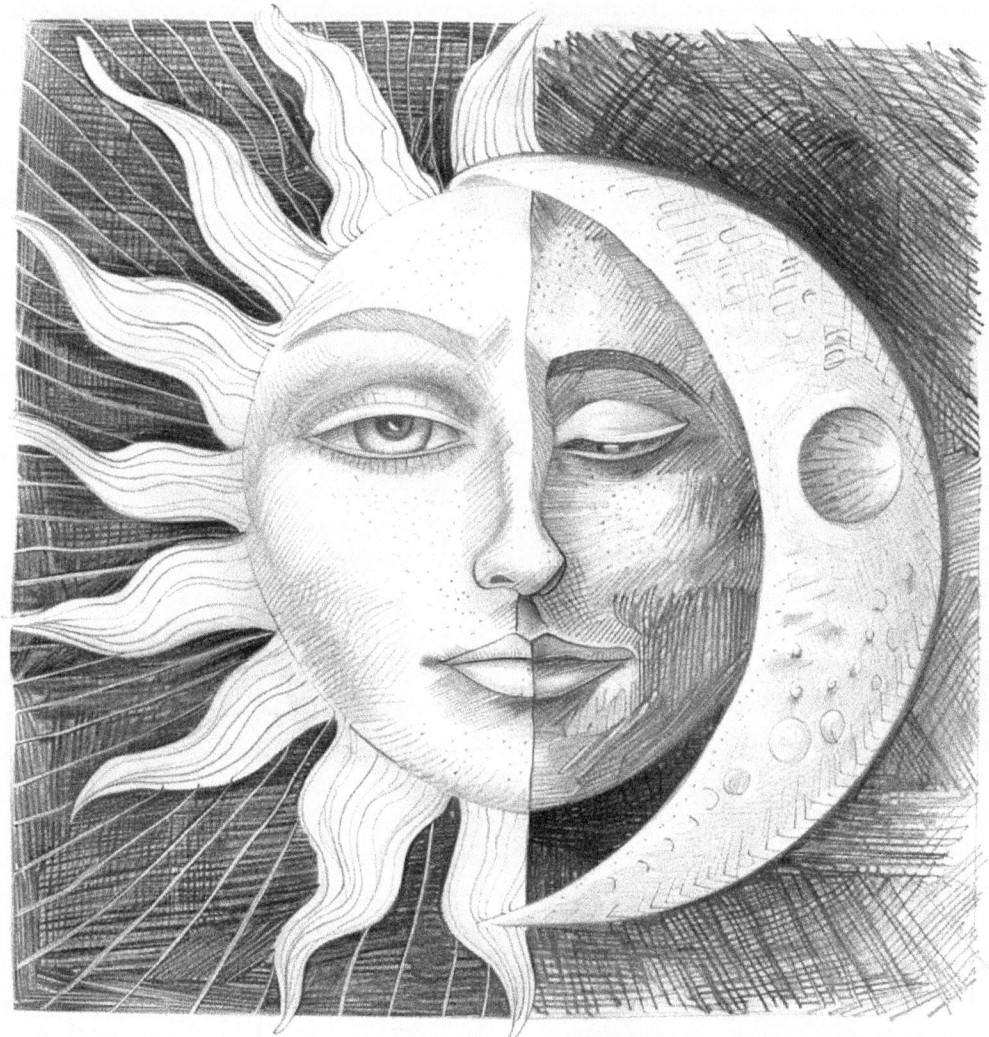

Comprendere il ritmo circadiano

Per la maggior parte delle specie non addomesticate, questo ritmo circadiano dipende dal sole e dalla luna. Entrambi forniscono segnali luminosi, o la loro mancanza, che indicano quando un animale dovrebbe svegliarsi e iniziare la giornata. Gli esseri umani, invece, dipendono spesso da sveglie e altri disturbi per svegliarsi dal sonno. Ma questo non significa che non abbiamo ancora questo cablaggio biologico dentro di noi.

Che cos'è il ritmo circadiano?

Il ritmo circadiano è un ciclo di 24 ore (Bryan, 2024b). Nel corso della giornata, al variare del sole, cambia anche la sonnolenza. Quando al mattino c'è luce, il cervello si sente sveglio. Quando il sole tramonta e arriva la notte, il cervello si sveglia e va a letto. Questo è utile a livello biologico per molte ragioni. Aiuta a conservare l'energia e a regolare le funzioni corporee, come la digestione. Il nostro metabolismo fluttua durante il giorno per evitare di avere sempre fame, mentre di notte rallenta per conservare l'energia durante il sonno.

Questo è solo un esempio dei molti processi che avvengono nel corpo ogni notte. Il cervello ha un orologio biologico principale, il nucleo soprachiasmatico (Bryan, 2024b). Perché è importante conoscerlo? Più il vostro ritmo è regolare ogni giorno, più sarà facile regolare il vostro corpo, sostenendo così le normali funzioni energetiche e metaboliche. Nel corso della giornata si verificano molti disturbi, come lo stress o l'alimentazione, che possono influire sul nostro ritmo circadiano e contribuire alla sensazione di sonnolenza.

Che impatto ha la luce sul sonno?

Poiché il sole è un segno vitale per molte funzioni corporee, la luce può disturbare il sonno. Vi siete mai chiesti perché la pelle delle palpebre è così sottile? In questo modo, anche quando chiudiamo gli occhi di notte, al buio, riusciamo a percepire i segnali luminosi. È capitato a tutti di trovarsi in una stanza, mentre si dorme profondamente, quando qualcuno entra e accende la luce. Anche se i nostri occhi sono chiusi, questo segnala comunque al cervello la comparsa della luce, inducendo così la veglia.

Quando si dorme, è importante avere un ambiente buio che aiuti a ricordare al cervello che è ora di riposare. Non sempre possiamo seguire l'esatto ciclo del sole: può capitare di lavorare fino a tarda notte e di dover dormire più tardi al mattino rispetto al sorgere del sole. Anche quando non ci allineiamo naturalmente con i cambiamenti del giorno, possiamo comunque creare ambienti che favoriscano un ritmo circadiano sano creando ambienti luminosi adeguati. I suggerimenti per la giusta illuminazione saranno discussi più avanti nel libro, ma per ora è importante soffermarsi su quanto la luce influisca sulla nostra capacità di dormire.

Quali ormoni sono coinvolti nel sonno?

Durante la giornata, vari sistemi all'interno di noi lavorano duramente per regolare il nostro corpo attraverso gli ormoni. Il sonno svolge un ruolo importante nella regolazione ormonale. Gli esseri umani hanno più di 50 ormoni responsabili del mantenimento della nostra salute ("Ormoni", n.d.). Vediamone alcuni in particolare:

- **Melatonina**: la melatonina è uno degli ormoni più importanti per il sonno e controlla oltre 500 geni del corpo (Vinall, 2021)! Viene rilasciata per la prima volta quando si percepisce l'oscurità, motivo per cui la notte si ha più sonno. Viene rilasciato anche durante il sonno, consentendo di rimanere addormentati.

- **Ormone della crescita umano**: Gli ormoni della crescita vengono rilasciati durante tutto il giorno, ma raggiungono il picco durante il sonno. Questo è essenziale per regolare il metabolismo ed è particolarmente importante per la crescita dei bambini ("Human Growth Hormone", n.d.). Uno studio ha dimostrato che i soggetti affetti da disturbo da stress post-traumatico (PTSD) hanno sperimentato disturbi del sonno che hanno influenzato i loro livelli di ormone della crescita (Hong, 2015). Questo dimostra l'impatto che la mente ha sul corpo e come lo stress, il sonno e il metabolismo siano tutti interconnessi.

- **Cortisolo**: Sebbene sia noto come l'ormone dello stress, il cortisolo è coinvolto nella regolazione dell'energia. Il cortisolo è in grado di fornire al corpo una sensazione di allerta, motivo per cui è collegato allo stress. Quando il corpo percepisce una minaccia, segnala il rilascio di cortisolo, aiutando a diventare più consapevoli dell'ambiente circostante e pronti ad agire. Tuttavia, il cortisolo viene rilasciato anche quotidianamente per aiutare a gestire la vigilanza. Il rilascio di cortisolo diminuisce durante la notte, per poi raggiungere un picco al mattino (Stanborough, 2020).

Come si può notare, i disturbi del sonno possono causare problemi ai livelli di energia, fame e stress. Quando gli ormoni sono disturbati durante la notte, ciò si ripercuote durante il giorno e viceversa. Per esempio, se siete troppo stressati durante il giorno, questo potrebbe causare un rilascio eccessivo di cortisolo, che potrebbe rendere difficile addormentarsi.

Che cosa sono la pressione del sonno e l'adenosina?

L'adenosina è una sostanza chimica che regola l'impulso al sonno (Bryan, 2023). Determina il modo in cui l'energia viene immagazzinata o utilizzata nel corpo e aiuta anche a svolgere funzioni di base come la contrazione muscolare. Durante il giorno, l'adenosina si accumula, proprio come il nostro desiderio di andare a dormire. Quando raggiungiamo un certo livello di adenosina nel cervello, riceviamo il segnale che è ora di andare a letto. Poi, durante il sonno, l'adenosina si riduce, proprio come la nostra sonnolenza. L'adenosina e il ritmo circadiano lavorano insieme per sostenere il ciclo del sonno.

Questo ci aiuta a capire la pressione del sonno e la nostra capacità di regolare l'energia nel corso della giornata e spiega perché ci sentiamo più stanchi man mano che la giornata avanza. Tuttavia, quando questi segnali che ci dicono di andare a dormire vengono ignorati, possono avere un impatto sul funzionamento del nostro cervello. Per questo motivo, quando si lavora o si studia a tarda notte, si può avere difficoltà a concentrarsi. Anche se state lottando contro il sonno, il vostro corpo sta lavorando duramente per segnalarvi che è ora di riposare.

Perché è importante seguire una routine?

A causa delle fluttuazioni della luce sulla Terra, degli ormoni presenti nel nostro corpo e del naturale scorrere del tempo, il nostro organismo dipende da una routine che lo aiuta a funzionare. Quando abbiamo orari disregolati, questo disturba la capacità di funzionamento dell'organismo.

Pensate all'ultima volta che avete imparato qualcosa di nuovo. Forse si trattava di un nuovo lavoro o forse di un hobby. Le prime volte che vi siete cimentati in questa attività, è probabile che abbiate dovuto impegnare più energie per concentrarvi e fare tutto correttamente. Avete controllato tre volte il vostro lavoro e avete letto due volte le istruzioni per assicurarvi di aver fatto tutto correttamente. Più lo facevate, più era facile portare a termine i compiti.

In un certo senso, il corpo si basa su questo stesso tipo di regolazione. Quando è in grado di prepararsi a tutto durante la giornata e di seguire gli stessi schemi, è più facile mantenere l'equilibrio ormonale e aiuta i sistemi corporei a svolgere le loro attività come sempre. Quando gli orari sono sregolati o non si riesce a dormire o a nutrirsi in modo adeguato, il corpo deve spendere più energia per compensare queste carenze, cercando al contempo di mantenere la regolarità.

Quando ciò si verifica, l'intero sistema ormonale inizia a essere scombussolato, innescando così ulteriore stress o abitudini alimentari scorrette. Può capitare che sia difficile concentrarsi sul lavoro o che si abbia un intenso desiderio di cibo. Se si salta il lavoro o si mangia troppo, ci si può sentire stressati per questo, con un ulteriore scompenso degli ormoni. La stanchezza può essere accentuata e si cerca di dormire di più, ma questo non fa altro che disturbare il sonno e aumentare lo stress.

Qualche notte di sonno insufficiente qua e là non è la fine del mondo: il corpo è resistente e può adattarsi. Tuttavia, quando l'irregolarità è la norma, si crea un ciclo di squilibrio che contribuisce a una cattiva salute.

Quanto devo dormire?

Prima di creare una perfetta routine del sonno, l'ultima cosa da tenere a mente è quanto si dovrebbe dormire effettivamente. Ricordate i cicli del sonno di cui abbiamo parlato nell'ultimo capitolo? Ogni notte il corpo ha bisogno di fare diversi cicli, ognuno dei quali dura circa 90 minuti. Si raccomanda di fare almeno quattro, ma anche sei cicli di sonno per notte. Gli adulti dovrebbero quindi cercare di dormire almeno sette ore a notte, anche se può essere utile arrivare a nove.

Il corpo di ognuno di noi è diverso, quindi solo voi potete determinare la quantità di sonno più adatta a voi. Iniziate con otto ore e, se vi accorgete di avere un'agenda fitta di impegni, vedete se potete ridurle a sette. Se le otto ore non sono sufficienti, provate ad arrivare a nove e notate come vi sentite in base ai diversi orari.

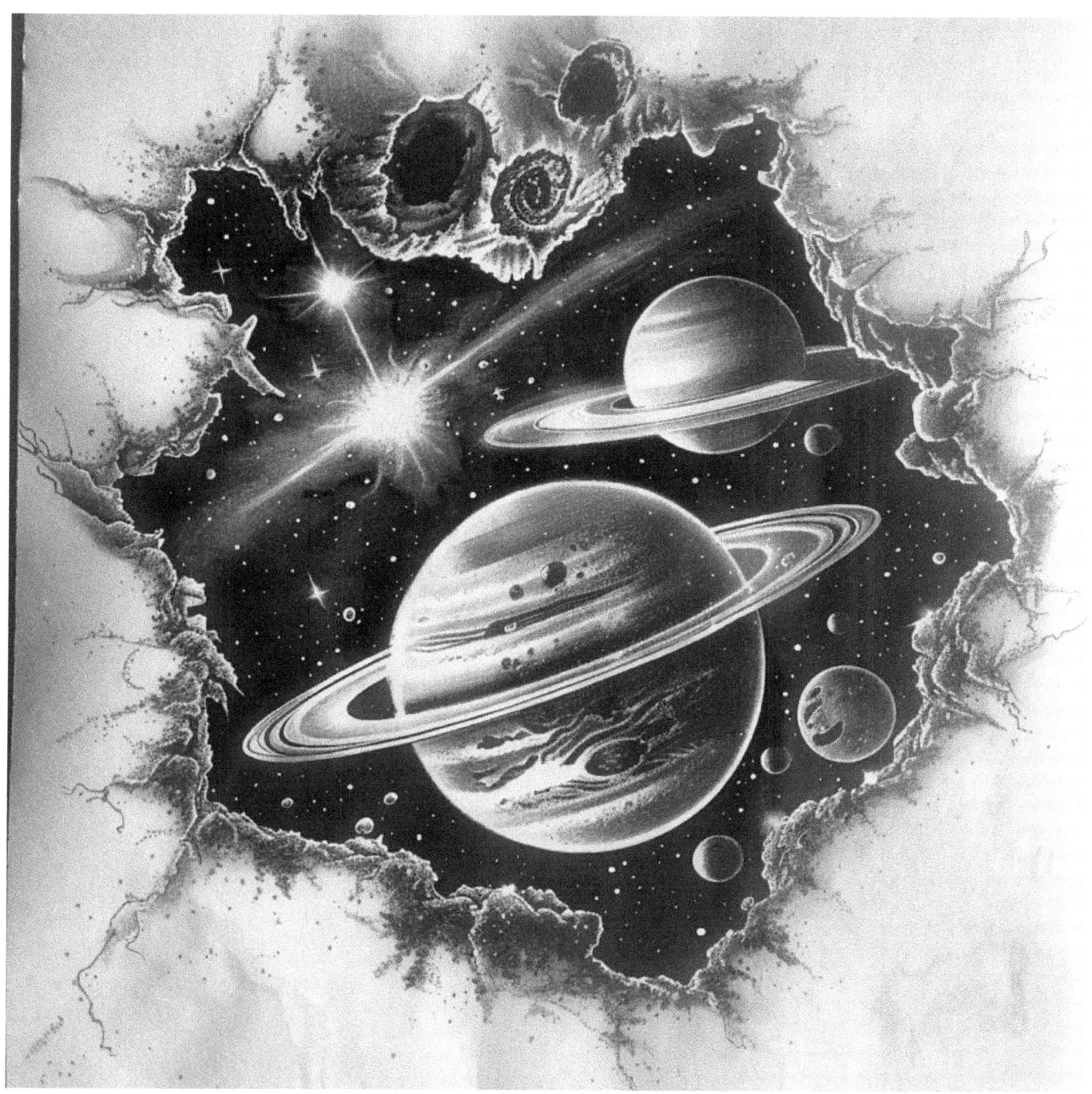

Creare una routine del sonno

Creare una solida routine del sonno non significa solo andare a dormire e svegliarsi alla stessa ora. Le cose che facciamo durante la giornata, prima di andare a letto e dopo il risveglio possono avere un impatto sulla qualità del sonno. Se si lascia che i compiti, le abitudini e le esigenze quotidiane rientrino in un programma strutturato, diventa più facile mantenere una routine che promuove la salute totale.

Organizzare la giornata è un modo efficace per ridurre lo stress e la sensazione di sopraffazione. Qui di seguito troverete una guida che vi aiuterà a comprendere gli elementi importanti della vostra routine, consentendovi di costruire un programma che si allinei con le vostre esigenze di base.

Elemento di routine	Consigli e indicazioni
Tempo di veglia	Il momento in cui ci si sveglia al mattino dipende dai propri orari. Una considerazione importante da fare è l'inerzia del sonno. Al risveglio, spesso ci sentiamo stanchi e intontiti mentre la nostra mente si adatta. Questo periodo può durare anche solo 15 minuti o un'ora (Pacheco, 2024a). Datevi almeno un'ora per prepararvi al mattino, in modo da non dovervi immergere subito nel lavoro. Ad esempio, se dovete timbrare il cartellino alle 9:00, non aspettatevi di alzarvi dal letto alle 8:30 e uscire di corsa. Lasciate alla vostra mente e al vostro corpo il tempo di adattarsi e di fare alcune delle cose menzionate qui di seguito, e vi accorgerete di essere più produttivi. Mantenete un orario di sveglia regolare ogni mattina per favorire la regolazione e la coerenza del corpo.
Esposizione alla luce del mattino	Le ricerche dimostrano che l'esposizione alla luce naturale durante il giorno aiuta a regolare l'orologio interno del nostro corpo, favorendo un sonno notturno migliore e potrebbe persino avere effetti antidepressivi (Blume, 2019). Se vi prendete il tempo di esporvi alla luce naturale al mattino, promuoverete la sveglia e darete al vostro corpo un segnale vitale che è ora di svegliarsi - e potreste scoprire di essere più vigili. Nei mesi invernali, una scatola luminosa può aiutare a svegliarsi e a gestire il ritmo circadiano. Si tratta di luci create appositamente per indurre la vigilanza e curare i disturbi del sonno. Dirigete il fascio di luce verso di voi durante le attività mattutine per dare una leggera spinta energetica e regolare il ritmo circadiano. Godetevi il caffè o il tè del mattino all'aperto e lasciate che il sole vi illumini il viso. Aprite le tende quando vi svegliate e prendete in considerazione l'idea di fare una passeggiata mattutina. Aggiungere un elemento di esposizione alla luce naturale alla vostra routine quotidiana al mattino può avere molti benefici.

Attività fisica mattutina	Come già detto, il cortisolo viene rilasciato al mattino, dando una sensazione di allerta. Questo dà una carica di energia, perfetta per aggiungere un po' di attività fisica mattutina. Questo può contribuire a ridurre lo stress e l'ansia e a favorire la regolazione ormonale. Inoltre, dopo un rapido allenamento mattutino, vi sentirete realizzati e sicuri di voi stessi per affrontare la giornata! Alla fine del capitolo troverete alcuni tipi specifici di attività fisica da provare.
Rituale del mattino	Può essere utile introdurre un rituale mattutino che aiuti a regolare l'umore. Prendete in considerazione un'attività come il journaling, che vi permette di sfogare i vostri pensieri e di ridurre lo stress come prima cosa al mattino. Anche il lavoro di respirazione può aiutare a regolare il sistema per il resto della giornata. Più avanti nel libro si parlerà di consigli più olistici, ma è importante prendere in considerazione alcuni di questi approcci fin da ora, in modo da poter iniziare a pensare di creare il proprio rituale mattutino. Questo vi dà qualcosa da aspettare con ansia e vi aiuta a iniziare la giornata in modo positivo. Se ogni mattina vi concedete tutto il tempo necessario per svegliarvi e sistemarvi, potreste accorgervi di essere più produttivi ed efficienti, invece di correre fuori dalla porta all'ultimo minuto per andare al lavoro.
Primo pasto	Dal momento che il nostro metabolismo dipende in larga misura dagli ormoni e dal sonno, ci si potrebbe chiedere quale sia il momento migliore per consumare il primo pasto. Secondo alcuni esperti, è importante mangiare entro un'ora dal risveglio ("The Best", 2023). In questo modo si fornisce energia al corpo e si avvia il metabolismo per una migliore digestione. Saltare la colazione può portare a una fame eccessiva, che può stressare l'organismo. Tuttavia, questo fenomeno può variare da persona a persona, quindi è meglio osservare la risposta del proprio corpo.

Stop alla caffeina	Limitate l'assunzione di caffeina dopo un certo orario, perché può interferire con l'addormentamento successivo. Secondo Matthew Walker, professore di neuroscienze e psicologia all'Università della California, Berkeley, e fondatore e direttore del Center for Human Sleep Science, il quarto di vita medio della caffeina è di 12 ore (Walker, n.d.). Ciò significa che 12 ore dopo il consumo di caffeina, un quarto di quella caffeina è ancora in circolazione nell'organismo! Anche se potreste ancora addormentarvi dopo aver bevuto una cola a cena o un caffè con il dessert, questo potrebbe disturbare il sonno profondo che riuscite a ottenere. Se possibile, eliminate la caffeina 12 ore prima di andare a letto: se volete addormentarvi entro le 23.00, non assumetene dopo le 11.00. Passate a bevande prive di caffeina e prendete in considerazione alternative a basso contenuto di caffeina per la mattina, come il tè verde al posto del caffè. Se vi accorgete di avere sonno durante la giornata, provate a idratarvi di più con acqua o un frutto idratante come una mela. In questo modo potreste aumentare le vostre energie, aiutandovi a finire il lavoro in modo da poter andare a dormire a un orario decente.
Ultimo pasto	Evitate di consumare pasti abbondanti prima di andare a letto, che potrebbero causare disturbi o indigestioni durante la notte. Alcune posizioni del sonno possono causare bruciori di stomaco o problemi di digestione, con conseguente mal di pancia al mattino o necessità di alzarsi per andare in bagno nel cuore della notte. Per favorire una migliore digestione, è meglio dormire sul fianco sinistro e con la testa sollevata, evitando di dormire a pancia in giù (Chesak, 2023). Anche il cibo fornisce energia all'organismo, quindi i pasti troppo vicini al letto potrebbero causare un'inutile allerta. Una buona regola da seguire è quella di smettere di mangiare tre ore prima di andare a letto (Peters, 2023).

Attività fisica notturna	Per gli orari di alcune persone, il momento migliore per allenarsi potrebbe essere la sera tardi. Tuttavia, se l'esercizio fisico viene svolto troppo tardi o vicino all'ora di andare a letto, può influire sul sonno a causa dell'aumento dei livelli di adrenalina. L'adrenalina, come il cortisolo, aiuta a mantenere il corpo vigile, il che è necessario per l'esercizio fisico. Quando ci si allena di sera, scegliere qualcosa di meno faticoso, come lo stretching. Tuttavia, anche durante l'esercizio fisico più leggero, la sensibilità all'insulina viene potenziata (Everett, 2013). La sensibilità all'insulina si riferisce alla capacità dell'organismo di gestire gli zuccheri nel sangue, un elemento importante per la salute del sonno. Quando i muscoli consumano lo zucchero nel sangue durante le contrazioni indotte dall'esercizio, il glucosio viene controllato. Questo aspetto è importante perché le ricerche dimostrano che livelli più elevati di zucchero nel sangue sono correlati a una peggiore qualità del sonno (Pacheco, 2023). Inoltre, è stato dimostrato che un esercizio fisico meno intenso, che non aumenti l'adrenalina, migliora la qualità del sonno e rafforza "la risposta di rilassamento" (DiNardo, 2020).
Ultima idratazione	Limitare l'assunzione di liquidi prima di andare a letto se la minzione notturna disturba il sonno. L'organismo può elaborare i liquidi in soli cinque minuti (Tinsley, 2023), ma può impiegare più tempo a seconda della quantità e di altri fattori. Evitare di bere quantità eccessive di acqua un'ora prima di andare a letto, bevendo solo piccoli sorsi per frenare la sete fino a quel momento.

Luce blu spenta	Come già detto, la luce può disturbare drasticamente il sonno. Per questo motivo, evitate gli schermi almeno un'ora prima di andare a letto per limitare l'esposizione alla luce blu. La luce blu è quella emessa dai dispositivi elettronici come telefoni, tablet e schermi televisivi. Questa luce simula la luce del sole, facendo sentire il nostro corpo più vigile e influenzando il nostro ritmo circadiano e gli ormoni. È essenziale ridurre l'uso del telefono prima di andare a letto per evitare che il nucleo soprachiasmatico rilasci cortisolo a causa della "luce a lunghezza d'onda blu dei dispositivi a LED" (Rosen, 2015). Inoltre, la luce blu blocca il rilascio di melatonina (Salamon, 2022). Se dovete utilizzare uno schermo, ad esempio per un lavoro a turni vicino all'orario notturno, prendete in considerazione l'utilizzo di un blocco della luce blu sul computer che si attiva automaticamente, come f.lux. Questo è utile anche perché può ricordarvi che è ora di spegnere lo schermo al più presto. Se si usa il telefono, sfruttare la modalità notturna per cambiare lo schermo. Evitate di usare il cellulare troppo vicino all'ora di andare a letto e tenetelo lontano dal luogo in cui dormite per evitare tentazioni. Invece, considerate l'idea di leggere o di fare un lavoro artigianale a bassa pressione, come il lavoro a maglia, per tenere la mente occupata mentre il corpo si prepara al sonno.
Tempo di riposo	Proprio come la creazione di un rituale mattutino, è importante considerare anche l'introduzione di una routine serale che vi aiuti a rilassarvi prima di andare a letto. Prendete in considerazione qualcosa come l'ascolto di un audiolibro o di un podcast che non sia troppo eccitante. Inoltre, utilizzate un timer automatico per fermarvi dopo circa 15 minuti. Questo tempo è sufficiente per ascoltare qualcosa per smettere di pensare, ma non è nemmeno troppo eccitante da tenervi svegli per il capitolo successivo! Considerate la narrativa perché il contenuto può essere più "low stakes" ed evita di entrare in modalità di riflessione o di risoluzione dei problemi rispetto alla saggistica. È importante avere un rituale per concludere la giornata, in modo che la mente non sia impegnata a pensare ai problemi di ieri e alle paure di domani.

Ridurre lo stress notturno	Qualunque cosa facciate, assicuratevi di pianificare in anticipo, in modo che non vi venga in mente qualcosa più tardi la sera stessa, costringendovi a rimanere svegli un altro paio d'ore per completare il compito. Utilizzate una visualizzazione positiva del giorno successivo per prepararvi al successo. Se pensate a voi stessi: "*Non ce la faccio proprio a fare tutto il lavoro che devo fare domani, è così opprimente*", vi stressate di notte, disturbando il sonno e rendendo difficile lavorare il giorno dopo. Se invece dite: "*Ci penso io! Domani potrebbe essere impegnativo, ma so che riuscirò a fare tutto,* questo può aiutare a creare una mentalità più positiva ed edificante. La visualizzazione positiva vi permetterà di smettere di pensare troppo e di sentirvi più motivati il giorno dopo. Riducete lo stress con metodi olistici, come il lavoro di respirazione, il journaling e i bagni caldi prima di andare a letto (per maggiori dettagli, si veda il Capitolo 5). Provate ad ascoltare musica rilassante o suoni della natura prima di andare a letto come parte della vostra routine di rilassamento. Invece di aumentare il cortisolo, prima di andare a letto favorite un ambiente che regoli i vostri ormoni, inducendo così un sonno più profondo.
Tempo di sonno	Come per il risveglio, scegliete un orario in cui riuscite ad addormentarvi con costanza ogni sera. Assicuratevi che la vostra routine notturna inizi prima dell'ora in cui volete addormentarvi. Ad esempio, è possibile che dobbiate svegliarvi entro le 7 del mattino per avere il tempo di fare esercizio fisico, preparare la colazione e prepararvi per il lavoro. Ciò significa che dovreste addormentarvi al massimo entro le 12:00. In questa situazione, dovreste essere a letto, sotto le coperte e pronti ad addormentarvi entro le 23.40, poiché ci vogliono 15-20 minuti per addormentarsi (Rausch-Phung & Rehman, 2023). Cercate di darvi un'ora di tempo per addormentarvi, perché se riuscite ad addormentarvi in soli 10 minuti, avrete ancora più tempo per dormire.

Cercate di mantenere un programma di sonno costante, anche nei fine settimana. Spesso si pensa che i fine settimana siano occasioni per recuperare il sonno, ma se si mantiene una sana routine del sonno durante la settimana, non sarà necessario recuperare! Utilizzate il tempo extra al mattino per recuperare le passioni e i progetti personali e per creare più relax invece di passare le mattine a dormire. Programmate un sonnellino nei fine settimana, mentre state cercando di regolare il vostro programma di sonno, se avete bisogno di recuperare. Per ulteriori suggerimenti sul pisolino, consultate il Capitolo 5!

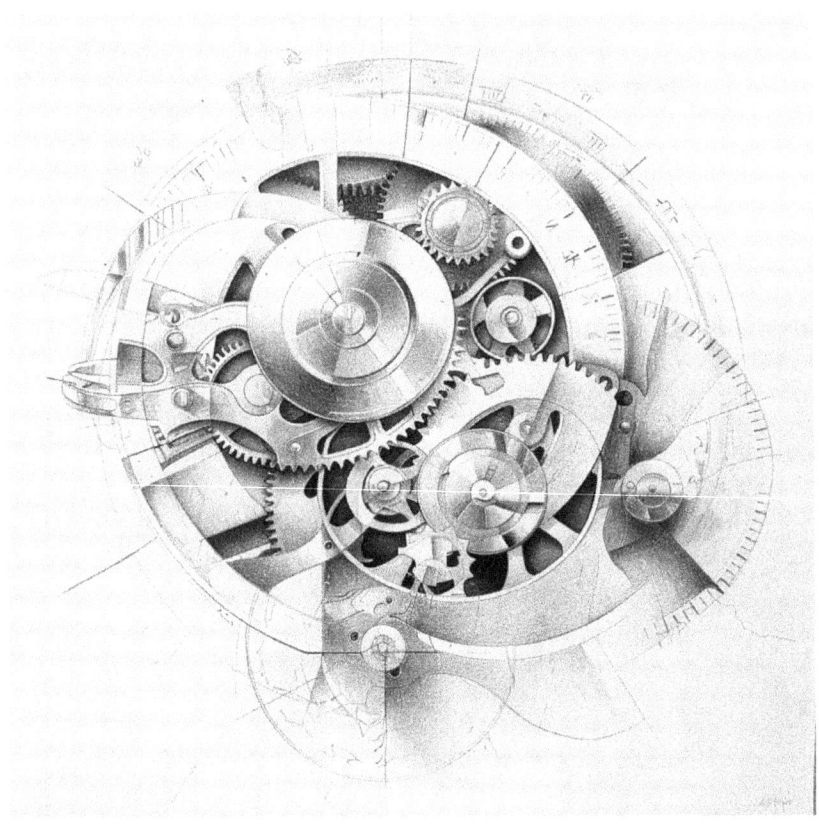

Il vostro modello di routine

Ora che vi siete presi il tempo di capire gli elementi della vostra routine, potete creare il vostro programma di sonno ideale. Di seguito è riportato un modello vuoto da utilizzare per assicurarsi di avere la giornata perfetta per favorire un sonno sano.

La prima colonna comprende l'elemento di routine di cui abbiamo parlato. La colonna centrale serve a scrivere l'ora in cui si intende svolgere questa attività, aiutandovi a pianificare il futuro. Infine, l'ultima colonna è un punto in cui inserire eventuali impegni o note. Ad esempio, per l'ora del risveglio, si può scrivere che come prima cosa si farà la doccia o si porterà fuori il cane. Nel riquadro della sospensione della caffeina, si potrebbe scrivere un promemoria per sorseggiare una tisana o riempire la borraccia per favorire l'idratazione. Potete copiare questo modello e usarlo ogni giorno per scrivere i pasti e altri promemoria importanti per la coerenza quotidiana.

Elemento di routine	Tempo	Compiti o note
Tempo di veglia	__:__	
Esposizione alla luce del mattino	__:__	
Attività fisica mattutina	__:__	
Rituale del mattino	__:__	
Primo pasto	__:__	
Stop alla caffeina	__:__	
Ultimo pasto	__:__	

Attività fisica notturna	__:__	
Ultima idratazione	__:__	
Taglio della luce blu	__:__	
Tempo di discesa del vento	__:__	
Ridurre lo stress notturno	__:__	
Tempo di sonno	__:__	

Agire durante il giorno

Ci sono molte cose che si possono fare durante il giorno per favorire un sonno migliore durante la notte. Di seguito sono riportati alcuni strumenti e consigli aggiuntivi per aiutarvi a sfruttare al meglio la vostra routine quotidiana.

Modello di monitoraggio del sonno e dell'alimentazione

Per identificare i problemi che possono influire sulla qualità del sonno, l'utilizzo di un modello di tracciamento del sonno e dell'alimentazione permette di scoprire gli schemi e di risolvere i problemi. Di seguito è riportato un modello che tiene traccia di come ci si sente durante la giornata, consentendo di fare correlazioni tra abitudini e salute.

Data:_____	Periodo di tempo	Sentimenti (fisici)	Sentimenti (emotivi)
Quando mi sono svegliato			
Quanto tempo ci è voluto per svegliarsi			
Cosa ho mangiato e bevuto a colazione			

Fattori di stress mattutini				
Cosa ho mangiato e bevuto a pranzo				
Fattori di stress pomeridiani				
Cosa ho mangiato e bevuto per cena				
Stress notturno				
Quanto tempo ci è voluto per addormentarsi				

A che ora mi sono addormentato

Guida all'attività fisica

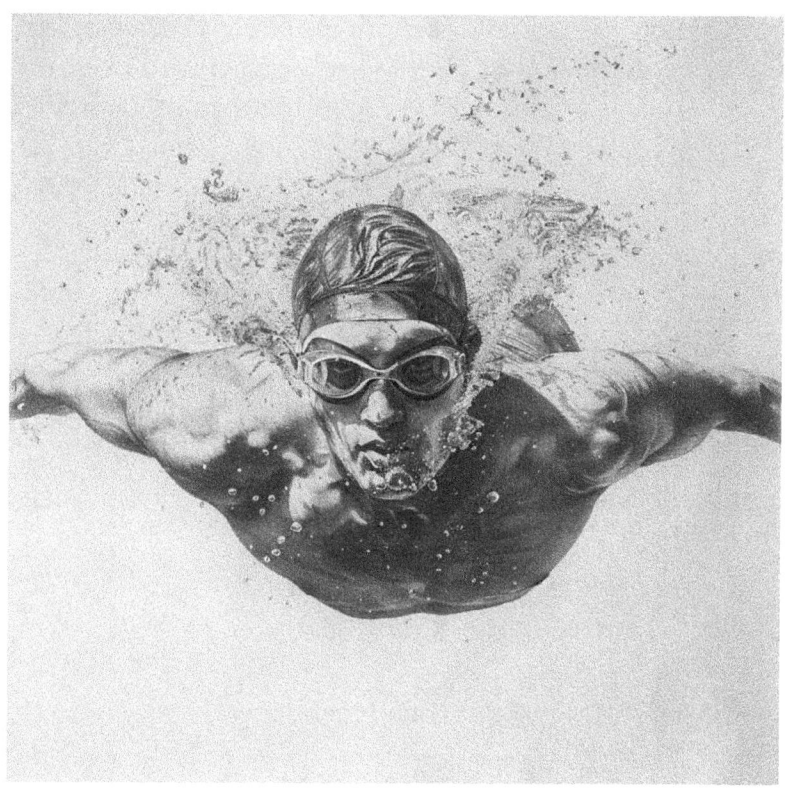

I diversi tipi di esercizio possono avere un impatto diverso sul corpo. Di seguito sono riportati alcuni esercizi da considerare in base al momento ideale in cui dovrebbero essere eseguiti. L'impatto, l'intensità e l'energia richiesta sono diversi per i vari esercizi, quindi inseriteli nella vostra giornata al momento giusto per ottenere i migliori risultati!

Per gli esercizi del mattino	Per l'esercizio notturno
<ul><li>camminare/correre</li><li>nuoto</li><li>pilates</li><li>allenamento della forza</li></ul>	<ul><li>yoga (movimenti a basso impatto)</li><li>camminare (a passo lento)</li><li>esercizi di resistenza (senza pesi)</li><li>rilassamento muscolare progressivo</li></ul>
L'esercizio fisico al mattino è un ottimo modo per far pompare il sangue e dare il via alle energie per la giornata. Scegliete esercizi che vi facciano sentire svegli e pronti ad affrontare la giornata!	La cosa importante da ricordare riguardo all'esercizio notturno è che deve essere lento e intuitivo. Concentratevi sulla respirazione e sul rilassamento e liberatevi dagli stiramenti e dai movimenti piuttosto che spingere troppo.

Capitolo 3:
Rimanere addormentati - Gestire ciò che vi tiene svegli

Una volta trovata la routine perfetta e prese le giuste misure per riposare prima di andare a letto, è importante capire quali sono gli alimenti, le abitudini e gli altri elementi della vostra vita che vi tengono svegli durante la notte.

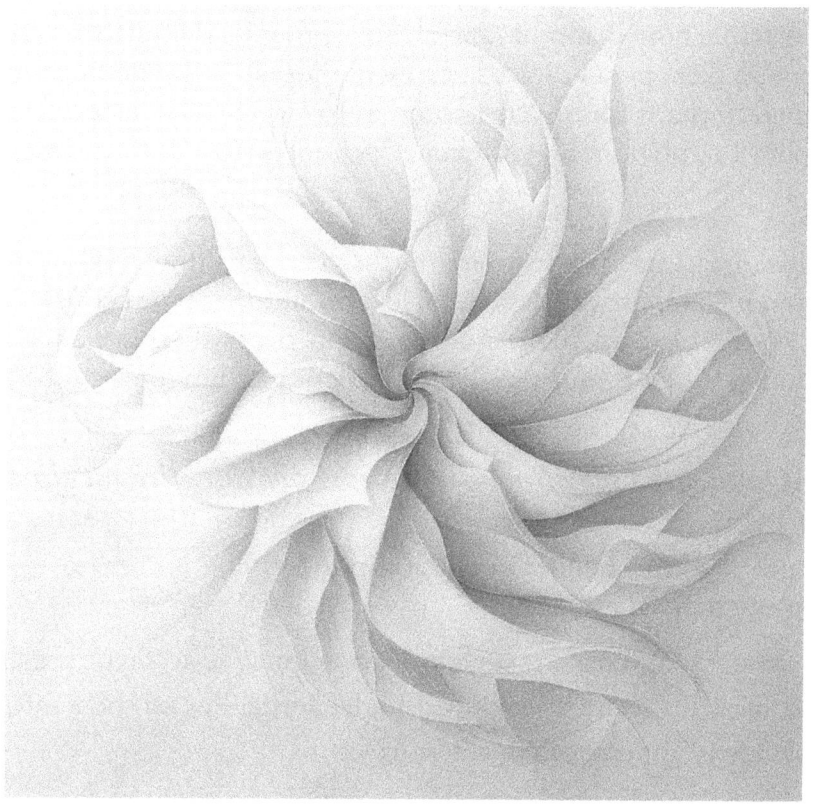

Il sonno di tutta la salute

Conoscere la scienza che sta alla base del sonno è una base importante per ottenere un riposo più profondo, ma oltre a questo, è una buona idea esaminare alcuni aspetti più pratici della vita quotidiana che potrebbero ostacolare il sonno.

Che impatto ha la mia dieta sul sonno?

Tutto ciò che introduciamo nel nostro corpo passa attraverso l'apparato digerente, che lavora duramente per filtrare i vari alimenti che forniamo. Per questo motivo, tutto ciò che consumiamo può avere un impatto sull'organismo. Le vitamine e i minerali che forniamo, o che non forniamo, hanno il compito di nutrirci dall'interno. Inoltre, ciò che mangiamo influisce sulla nostra salute nel corso della giornata. Se il corpo non riceve abbastanza nutrienti, si possono manifestare altri sintomi che hanno un impatto sugli ormoni.

Non sempre c'è una chiara correlazione tra ciò che consumiamo e il modo in cui dormiamo (ad esempio, la caffeina potrebbe indurre una maggiore vigilanza). È quindi importante considerare come le cose che mettiamo nel nostro corpo possano contribuire a vari aspetti della nostra salute.

Quali sono i cibi peggiori per il sonno?

Se da un lato è importante non demonizzare alcuni alimenti, dall'altro è altrettanto fondamentale considerare come la nostra dieta possa essere la causa di modelli di sonno negativi. I cibi piccanti, grassi e zuccherati sono i peggiori per il sonno, così come tutto ciò che contiene caffeina. Come già detto, è importante interrompere l'assunzione di caffeina dopo un certo punto per ridurre la veglia prima di andare a letto.

Anche i cibi zuccherati e grassi possono causare picchi di energia dovuti all'aumento degli zuccheri nel sangue. Se vi capita di indulgere, provate a fare dei leggeri stiramenti per consumare un po' di zucchero nel sangue e indurre la sonnolenza. Anche i cibi piccanti o i pasti abbondanti possono disturbare la digestione a causa di indigestione o bruciore di stomaco, quindi limitateli prima di andare a letto.

Quali sono gli alimenti migliori per dormire meglio?

Gli alimenti migliori per il sonno hanno alcuni componenti che inducono una migliore regolazione dell'energia e della veglia, come ad esempio:

- **Magnesio**: È stato riscontrato che un aumento del magnesio favorisce il sonno (Wilson, 2018). Scegliere alimenti come le verdure a foglia verde. Per ulteriori informazioni sul magnesio, consultare l'appendice per ulteriori letture.

- **Melatonina**: gli alimenti ricchi di melatonina favoriscono la sonnolenza. I pistacchi contengono melatonina e sono quindi un utile spuntino notturno.

- **Triptofano**: il triptofano è utile per regolare l'umore e contribuisce alla produzione di serotonina e melatonina nell'organismo, entrambi ormoni essenziali per la gestione del sonno (Summer, 2024a). Le carni magre, come il pollo, il tacchino e il pesce, sono ricche di triptofano. Consultate la tabella alla fine di questo capitolo per scoprire altri alimenti che favoriscono il sonno!

- **Carboidrati**: Gli alimenti ricchi di carboidrati possono aumentare "l'assorbimento del triptofano da parte del cervello (Benton, 2022)". Assicuratevi però che si tratti di carboidrati con un indice glicemico medio-basso per evitare picchi e cali di zucchero nel sangue. Per ulteriori informazioni sulla glicemia e sulla salute del cervello, consultare l'appendice per ulteriori letture.

Questi sono solo alcuni elementi da considerare quando si scelgono gli spuntini o i pasti da consumare vicino al letto. Qui di seguito troverete una tabella più dettagliata degli alimenti da consumare e di quelli da evitare.

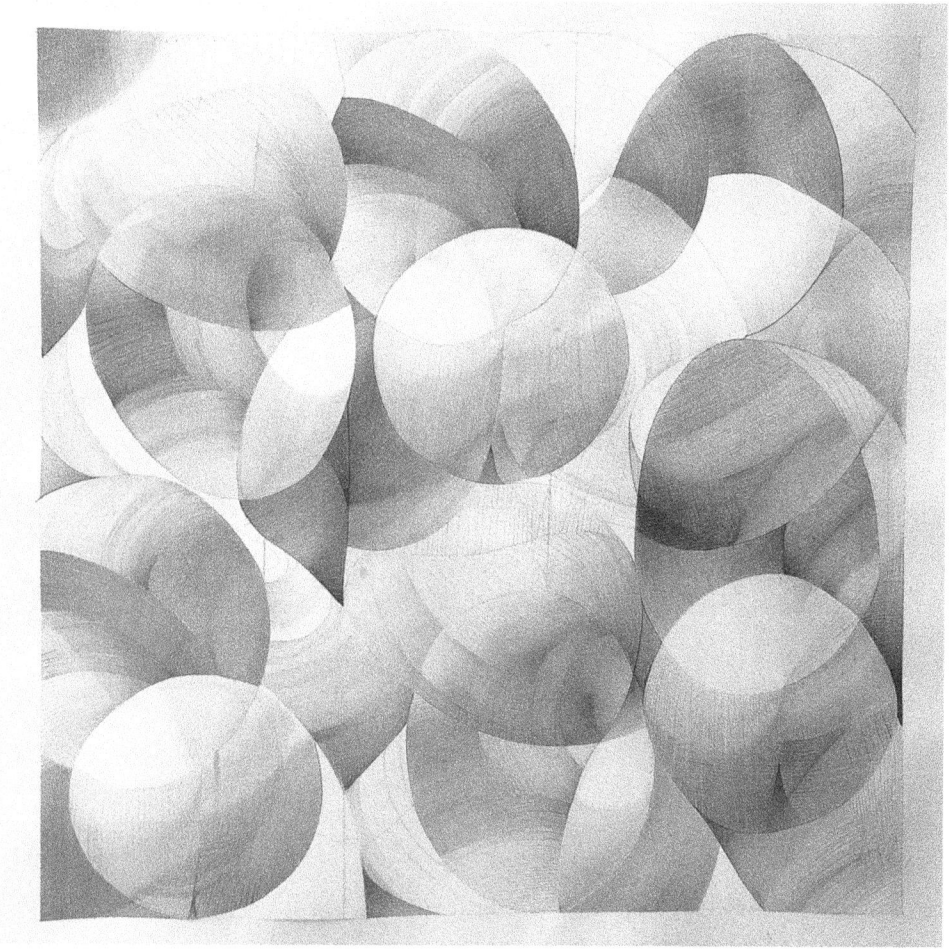

Perché è così difficile svegliarsi al mattino?

I problemi di risveglio al mattino possono scombussolare la vostra routine, quindi potreste chiedervi perché è così difficile svegliarsi e uscire dal letto. Per alcuni è facile dormire troppo, e il tasto snooze delle sveglie lo rende ancora più facile! In primo luogo, è importante stabilire se ogni notte si riesce a dormire in modo profondo e riposante. In caso contrario, potreste scoprire che il vostro corpo desidera dormire di più, rendendo più difficile alzarsi al mattino.

Considerate poi se ci sono abitudini che rendono difficile alzarsi dal letto, come rimanere svegli fino a tardi con i dispositivi elettronici. Ad esempio, se vi ritrovate a usare i social media mentre siete a letto, potreste scoprire che cercate di dormire più tardi per recuperare il tempo perso durante la notte. Inoltre, se avete un programma che vi obbliga a iniziare subito il lavoro, può essere difficile per la vostra mente stanca e vulnerabile trovare la motivazione per iniziare, e quindi dormire più tardi è una forma di procrastinazione.

Oltre alle abitudini, potrebbe esserci qualcosa di fisico nel vostro corpo, come un equilibrio ormonale o un tipo di alimentazione che vi impedisce di dormire bene. Non si tratta sempre di quello che facciamo al mattino, ma piuttosto di quello che succede di notte che può rendere difficile alzarsi dal letto.

Cosa causa l'insonnia?

A volte i disturbi maggiori sono quelli del sonno, come l'insonnia. L'insonnia può essere causata da molti fattori diversi, come ad esempio (Suni, 2024c):

- eccitazione fisiologica in momenti non desiderati
- storia della famiglia
- età e sesso
- disturbi della salute mentale
- aumento del cortisolo

L'insonnia è caratterizzata da ("Insonnia", n.d.):

- difficoltà ad addormentarsi
- difficoltà a mantenere il sonno
- sonnolenza diurna

Un metodo utile per gestire l'insonnia è l'uso della terapia cognitivo-comportamentale (CBT). La CBT sottolinea la correlazione tra pensieri e comportamenti, concentrandosi sulla ristrutturazione delle abitudini mentali per ottenere risultati più favorevoli. Questo approccio, basato sull'evidenza, mira a ridurre i pensieri disturbanti e a indurre una maggiore consapevolezza. Alcune tecniche basate sulla CBT per aiutare l'insonnia includono:

- meditazione
- esercizi di respirazione
- rilassamento muscolare progressivo

Per maggiori informazioni su come iniziare queste pratiche, consultare l'appendice! Se dopo l'attuazione di queste pratiche non si iniziano a vedere miglioramenti nell'insonnia e nella salute del sonno, è importante rivolgersi a un professionista per escludere potenziali condizioni di base che inducono l'insonnia (Newsom, 2024b).

Risoluzione dei disturbi del sonno

Ricordate che non contano solo la quantità e la qualità del sonno: puntate a cicli di sonno profondo ininterrotti. Di seguito sono riportati alcuni consigli per superare i principali disturbi del sonno.

Salute del sonno e altro

Non è sempre ciò che accade nel vostro corpo a influenzare il vostro sonno, ma i fattori di disturbo che vi circondano, come i bambini e gli animali domestici. Utilizzate questi consigli per affrontare gli aspetti che potrebbero tenervi svegli di notte.

Animali domestici	<ul><li>Gli animali domestici seguono ritmi circadiani diversi da quelli degli esseri umani, soprattutto i felini, che sono crepuscolari e sono più attivi all'alba e al tramonto ("Cat", n.d.). Per questo motivo, fate del vostro meglio per evitare di tenere l'animale nella stanza con voi.</li><li>All'inizio potrebbe essere difficile, perché potrebbe piacervi addormentarvi con loro intorno, oppure potrebbero sentire la vostra mancanza di notte e causare disturbi grattando o lamentandosi alla porta.</li><li>Per facilitare la transizione, assicuratevi che facciano abbastanza attività fisica durante il giorno, giocando con loro o portandoli a spasso. Questo può contribuire a farli dormire meglio la notte.</li><li>Se non potete separarli dall'ambiente in cui dormono, incoraggiateli almeno a dormire sul pavimento anziché sul letto, in modo da non essere svegliati dai loro movimenti durante la notte.</li></ul>

Bambini	- I bambini hanno bisogno di routine solide per un corretto sviluppo. Se il vostro bambino vi sveglia durante la notte, è importante stabilire una routine della nanna più forte che corrisponda alla vostra per incoraggiarlo a rimanere addormentato se dormite insieme. Se si sta passando dal cosleeping o si vuole evitare di farlo, può essere d'aiuto stabilire dei rituali per la nanna più forti. - Per aiutare il bambino a dormire meglio, utilizzate gli stessi consigli che troverete in tutto il libro, come ad esempio i fattori ambientali per la sua camera da letto nel prossimo Capitolo 4. - Proprio come fate con i vostri animali domestici, assicuratevi che i vostri figli facciano abbastanza attività fisica durante il giorno per incoraggiarli a dormire più intensamente durante la notte, e scegliete alimenti ricchi di sostanze nutritive piuttosto che dolciumi zuccherati per evitare picchi di energia. - La pratica e la pazienza sono fondamentali per stabilire una routine. Potrebbe volerci un po' di tempo per adattarsi completamente, ma con dei limiti e dei rituali importanti, il bambino troverà un modello di sonno sano.
Partner irrequieti o che russano	- I partner che si rigirano durante la notte possono disturbare chi divide il letto con loro, soprattutto se l'altra persona ha il sonno leggero. Utilizzate i suggerimenti contenuti nel libro con il vostro partner, in modo che possa trovare aiuto proprio come voi! - Invitateli ad unirsi a voi per una passeggiata notturna, oppure passate un po' di tempo prima di andare a letto a rilassarvi con loro e a parlare dei vostri pensieri e sentimenti. Potreste scoprire che la notte sono irrequieti per motivi emotivi, quindi condividere i vostri sentimenti è un ottimo modo per entrare in contatto con l'altro e superare i disturbi. - Se continuano a disturbare il sonno, potrebbe essere il momento di incoraggiarli a cercare un aiuto professionale. Uno studio del sonno potrebbe risolvere i problemi che li tengono svegli durante la notte. - Quando tutto il resto fallisce, prendete in considerazione i letti separati. Potete usare due letti singoli accostati o una stanza separata se il vostro partner russa. Spesso il russare può essere un segnale di un altro problema, come l'apnea del sonno, quindi se il russare è così fastidioso, incoraggiate il partner a rivolgersi a un professionista per escludere condizioni di base. Se non volete usare letti separati, almeno l'uso di lenzuola e coperte separate sopra il letto può aiutare a prevenire i disturbi.

Orari diversi	• Se voi e il vostro partner avete orari diversi, ad esempio uno lavora di notte e l'altro di mattina, questo può disturbare la vostra routine del sonno. • Per cominciare, stendete i vestiti la sera prima, in modo che un partner non disturbi l'altro frugando nei cassetti e negli armadi. Preparate i pasti e tenete tutto pronto prima dell'ora di andare a dormire, in modo che nessun partner venga svegliato da altri rumori in casa. • Utilizzate maschere per il sonno e macchine per il rumore per escludere i suoni e le luci che l'altro partner potrebbe dover utilizzare quando si prepara al mattino. • Utilizzate una luce notturna o una lampadina regolabile per tenere i bagni e i corridoi al di fuori della camera da letto illuminati in modo più soffuso per ridurre i disturbi.

Promemoria per lo stress

I disturbi occasionali del sonno potrebbero non avere cause gravi e potrebbero essere semplicemente temporanei. Evitate di preoccuparvi eccessivamente dei risvegli nel cuore della notte, se si verificano occasionalmente o nelle fasi iniziali, quando state ancora lavorando sul vostro sonno. Quando vi svegliate nel cuore della notte, smettete di farvi prendere dal panico! Questo non farà altro che allarmare di più il vostro cervello, causando uno stress inutile. A tutti capita di avere delle notti agitate, ma non lasciate che una sola notte negativa porti all'ansia di non dormire bene in futuro.

Di seguito sono riportati alcuni consigli che vi aiuteranno a ridurre lo stress e la preoccupazione per i disturbi del sonno:

- Evitate di guardare l'orologio, perché può aumentare i livelli di stress quando cercate di addormentarvi. Se dovevate addormentarvi entro le 22:00 e la mezzanotte si avvicina, non c'è problema! Può capitare di avere una notte di sonno insufficiente, ma non lasciate che questo sconvolga tutto il vostro programma.

- Se vi svegliate nel cuore della notte, resistete all'impulso di controllare il telefono. La luce può stimolare la veglia. Anche se si desidera controllare i social media per distrarsi dallo stress, è probabile che questo non faccia altro che peggiorare la situazione e ritardare la capacità di addormentarsi.

- Non rimanete a letto se non riuscite ad addormentarvi entro 20 minuti. Alzatevi e fate qualcosa di rilassante finché non vi sentite di nuovo assonnati. Rimanere sdraiati e in preda al panico può indurre ulteriori preoccupazioni, quindi alzarsi dal letto e distrarsi con qualcosa (che non sia il telefono) può essere d'aiuto. Prendete in considerazione qualcosa di produttivo e leggero, come piegare un carico di biancheria o preparare il vostro abbigliamento per il giorno successivo.

- Utilizzate la visualizzazione positiva e le affermazioni per aiutarvi a fermare la preoccupazione e a prepararvi per il giorno successivo. Piccoli momenti di rassicurazione indurranno il rilassamento e la concentrazione, in modo da poter superare i pensieri più impauriti. I promemoria positivi possono includere frasi come:
    - Sto bene e mi sentirò bene anche domani.
    - Va bene perdere un po' di sonno. Mi sento solo nervosa per domani, ma alla fine della giornata starò bene.
    - In questo momento non ho bisogno di concentrarmi su nulla che non sia il relax.
    - La mia mente vaga, ma è normale a quest'ora della notte. L'ansia passerà presto.
- Non cambiate il vostro programma a causa di una notte agitata. Rimanete in carreggiata e ricordatevi che presto andrà tutto bene. È meglio avere una notte agitata e superarla in fretta, piuttosto che sconvolgere l'intera settimana cercando di recuperare una notte di sonno mancato.

Stimolanti comuni

I principali stimolanti che potrebbero tenervi svegli di notte sono l'alcol, la caffeina e la nicotina.

Alcool	Caffeina	Nicotina
L'alcol può dare una sensazione di sonnolenza iniziale, ma può disturbare il sonno nel corso della notte. Più si beve, più è probabile che si notino disturbi del sonno. Limitate il consumo di alcolici almeno tre ore prima di andare a letto (Bryan, 2024c).	La caffeina può mascherare la sonnolenza e dare una sensazione di allerta, ma in realtà non fa altro che bloccare l'adenosina (Pacheco, 2024b). È meglio evitare la caffeina almeno 8 ore prima di andare a letto, ma preferibilmente 12 ore.	Il fumo, la masticazione e il vaping sono tutte forme dannose di consumo di nicotina che hanno una miriade di impatti negativi sulla salute, uno dei quali è il sonno insufficiente. I fumatori hanno il 50% di probabilità in più di avere disturbi del sonno (Newsom, 2023). Evitare del tutto il consumo di nicotina, ma soprattutto quattro ore prima di andare a letto.

Guida agli alimenti che favoriscono il sonno

Da mangiare	Benefici del sonno
Camomilla	<ul><li>Quest'erba è nota per le sue leggere proprietà tranquillanti e per la riduzione degli ormoni che inducono lo stress (Gupta, 2010).</li><li>Bevete camomilla prima di andare a letto per sentire i benefici di questo potente rimedio naturale (assicuratevi di sorseggiare piccole quantità all'inizio della serata per evitare di svegliarvi per urinare durante la notte).</li></ul>
Kiwi	<ul><li>Alcuni studi dimostrano che il consumo di kiwi può aiutare a favorire una migliore qualità del sonno (Suni, 2024b).</li><li>Mangiate il kiwi un'ora prima di andare a letto per sfruttare le proprietà antiossidanti di questo frutto sfuggente.</li></ul>
Proteine magre	<ul><li>Molti tipi di proteine magre includono triptofano, importante per la creazione di serotonina e melatonina nel cervello (Sheikh, 2023).</li><li>Scegliete proteine di origine vegetale come i legumi o il tofu per l'ultimo pasto della giornata.</li></ul>
Noci/Semi	<ul><li>Molte noci e semi sono ricchi di magnesio, utile per indurre la sonnolenza e regolare le funzioni cognitive durante la giornata.</li><li>Scegliete frutta secca come mandorle, noci e pistacchi (Suni, 2024b).</li></ul>
Verdure in foglia	<ul><li>Molte verdure a foglia sono ricche di magnesio, come il cavolo e gli spinaci.</li><li>Contengono anche calcio, che aiuta a ridurre lo stress e a stabilizzare il cervello ("Alimenti", 2020).</li></ul>

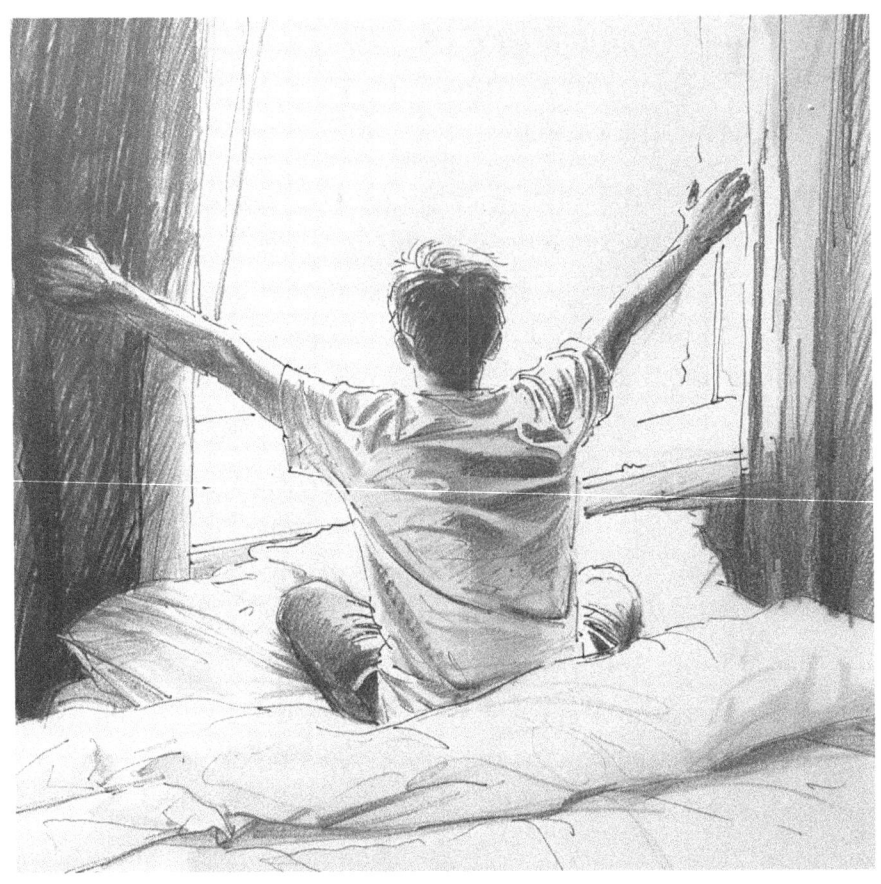

Alzarsi e rimanere in piedi

Non tutti sono persone mattiniere! Secondo alcune ricerche, infatti, solo il 15% delle persone è "mattiniero" (Martin, 2023). Tuttavia, non preoccupatevi! Ci sono cose che si possono fare e che renderanno più facile svegliarsi al mattino sentendosi riposati e pronti per la giornata che ci aspetta. Tra queste cose ci sono

1. **Rendete inaccessibile la vostra sveglia**, in modo da dovervi alzare per spegnerla. Se usate il telefono, collegatelo a un caricatore dall'altra parte della stanza. Meglio ancora se la mettete in bagno, se ne avete uno collegato alla camera da letto, tenendo la porta aperta per essere sicuri di sentirla. In questo modo il vostro cervello avrà un po' più di tempo per abituarsi al risveglio, inducendo potenzialmente un pensiero più logico che vi impedirà di tornare a strisciare nel letto!

2. **Iniziate la giornata in anticipo** stendendo i vestiti e preparando una colazione o un caffè delizioso (a basso contenuto di zuccheri). Quando si riduce la quantità di lavoro da svolgere *e si crea qualcosa da aspettare con ansia*, si può iniziare la giornata con una nota positiva.

3. **Iniziate con il movimento fisico.** Preparate le scarpe la sera prima, così non vedrete l'ora di fare la vostra passeggiata mattutina. Dopo l'allenamento, preparate un asciugamano caldo o un comodo accappatoio per godervi una doccia calda.

4. **Fate qualcosa che vi piace** prima di immergervi nel lavoro o nei compiti scolastici della giornata, come leggere un romanzo, scrivere un diario o fare qualcosa di artistico, come disegnare. Questo può aiutare il cervello ad adattarsi lentamente e a mantenere un tono leggero all'inizio della giornata.

Una o una combinazione di questi elementi può rendere più facile il risveglio, anche se ora non vi considerate una persona mattiniera! Più ci si sveglia a una certa ora, più è facile adattarsi, quindi non perdete la speranza se non vi sentite subito vigili al mattino. Dopo qualche settimana, vi verrà più naturale svegliarvi a quest'ora.

Capitolo 4:
Fattori ambientali: creare la situazione perfetta per il sonno

Non sono solo i nostri orari a influenzare il sonno, ma anche l'ambiente che ci circonda, sia esso il materasso o la nostra mentalità.

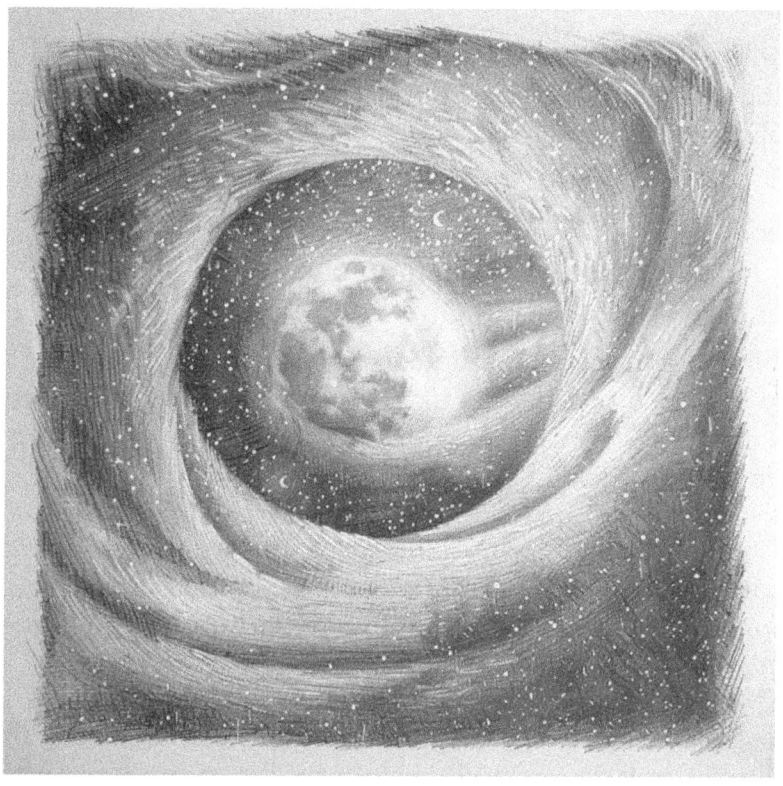

L'impatto di ciò che ci circonda

È nella natura umana mantenere la consapevolezza di ciò che ci circonda, almeno a un certo livello. Pensate a come potreste notare un serpente che vi attraversa il cammino durante una passeggiata nella natura. Siamo portati a dare una certa quantità di energia a ciò che ci circonda per essere sicuri di essere al sicuro. È un sistema di sopravvivenza naturalmente inserito nel nostro corpo.

Per questo motivo, però, l'ambiente che ci circonda può avere un forte impatto sul nostro modo di dormire. Dalla temperatura al disordine, sono molti i modi in cui l'ambiente circostante può influenzare il nostro sonno.

Che impatto ha la temperatura sul sonno?

Nel corso della giornata, il nostro corpo regola la temperatura in base all'esposizione al sole. Poche ore prima di addormentarsi, la temperatura corporea inizia a scendere e continua a farlo fino al mattino, quando si alza nuovamente. Durante il giorno, la temperatura corporea rimane in genere intorno ai 98,6 °F (o 37 °C) (Pacheco, 2024c).

Per questo motivo, è utile dormire in un ambiente più fresco per sostenere gli sforzi della melatonina e ricordare al cervello che è ora di dormire. Proprio come se voleste spegnere le luci per simulare la sensazione di notte, utilizzate temperature più fresche nella vostra camera da letto per ottenere lo stesso effetto.

Quali suoni possono tenermi sveglio?

Ogni rumore che sentite è potenzialmente in grado di disturbare il sonno profondo, anche se non vi sveglia del tutto. Avete mai cercato di non disturbare qualcuno che sta dormendo, solo che un vostro rumore lo ha fatto agitare? Magari è rimasto addormentato, ma ha comunque sentito il rumore ed è probabile che abbia disturbato il suo ciclo del sonno.

I rumori notturni possono aumentare l'adrenalina o il cortisolo. Alcune ricerche suggeriscono anche che di notte siamo ancora più sensibili al rumore rispetto a quando siamo svegli, quindi è fondamentale prestare maggiore attenzione alla riduzione del rumore per dormire meglio (Summer, 2024d).

Dai vicini rumorosi al partner che dorme, sono molte le cose che potrebbero tenervi svegli. È meglio evitare qualsiasi rumore, se possibile, quando si dorme. Cercate innanzitutto di porre rimedio a questi disturbi e, se non ci riuscite, utilizzate metodi per ridurre il rumore. Ciò potrebbe significare l'uso di tappi per le orecchie o di una macchina per il rumore per escludere gli altri suoni.

Cosa indossare a letto?

I vestiti hanno un impatto sul sonno perché regolano la nostra temperatura e offrono comfort. Quando scegliete i vestiti da indossare a letto, iniziate a scegliere un pigiama largo e aderente. Se è troppo stretto o compressivo, può impedire al corpo di rilassarsi completamente.

Anche i vestiti larghi sono migliori perché permettono alla pelle di respirare, regolando meglio la temperatura corporea. I vestiti troppo spessi e stretti potrebbero farvi sentire accaldati e costretti.

Scegliete anche abiti a strati. Piuttosto che indossare felpa e pantaloni della tuta per andare a letto, potreste scegliere di indossare una maglietta leggera e dei pantaloncini, con un maglione o una coperta in più. In questo modo, se vi svegliate e avete troppo caldo durante la notte, potete facilmente togliere uno strato senza disturbare il sonno.

Una camera da letto disordinata influisce sulla salute del sonno?

Poiché siamo così consapevoli di ciò che ci circonda, significa che ogni piccola cosa nel nostro ambiente è potenzialmente in grado di attirare la nostra attenzione. Se fate fatica ad addormentarvi la sera e lo stress diventa la norma, potrebbe essere a causa del disordine che vi circonda.

Uno spazio disordinato potrebbe indicare che qualcosa sta accadendo negativamente con la salute mentale e il benessere generale (Carollo, 2024). È importante lavorare per ridurre il disordine e mantenere uno spazio organizzato per favorire un sonno migliore in generale.

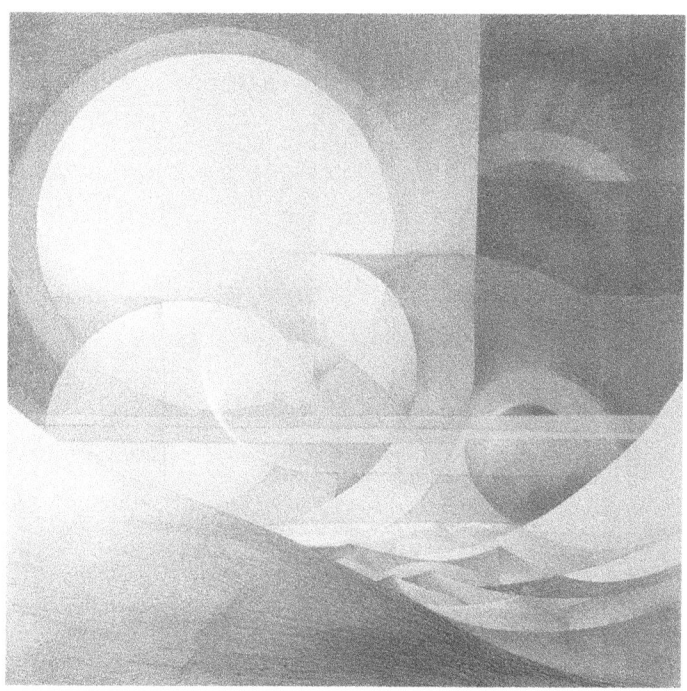

Perfezionare l'ambiente in cui si dorme

Quando iniziate a gestire i vostri ormoni, la vostra dieta e la vostra routine, inizierete a notare dei cambiamenti nella vostra salute del sonno. Ma per migliorare ulteriormente le cose e favorire la costanza, è importante anche perfezionare l'ambiente in cui si dorme.

Disordine per il sonno

Di seguito sono riportati alcuni consigli per aiutarvi a creare una situazione armoniosa che vi permetta di bilanciare il sonno e la salute generale:

- **Fate della vostra camera da letto uno spazio specifico per il sonno**: Tenete fuori dalla camera da letto le attività legate al lavoro. Questo spazio deve essere associato solo al relax. Ciò significa spostare altrove, se possibile, l'ufficio di casa o l'installazione di videogiochi. Queste attività ricordano il lavoro o i fattori di stress e potrebbero rendere difficile ridurre la vigilanza notturna.

- **Nascondete il disordine**: Anche se non potete sbarazzarvi di tutto il disordine, o se ci vorrà più tempo per ripulire il vostro spazio, iniziate almeno a rimuoverlo dalla camera da letto. Se è lontano dalla vostra vista, sarà più facile ridurre l'impatto che può avere sulla vostra capacità di addormentarvi.

- **Eliminate le superfici che favoriscono il disordine**: Se avete un grande tavolino o una sedia nell'angolo, potreste scoprire che raccoglie disordine o vestiti extra. Rimuovete tutto ciò che sembra raccogliere un sacco di roba in eccesso e prendete in considerazione un'estetica più minimalista per uno spazio migliore per dormire.

- **Utilizzate un tappeto per i pavimenti duri e tende spesse per le finestre**: Queste aggiungeranno un senso di calore e di comfort, oltre a fungere da ulteriori misure di isolamento acustico.

- **Tenete un cestino in camera da letto**: In questo modo è possibile rimuovere facilmente qualsiasi ingombro aggiuntivo senza dover uscire completamente dalla camera da letto, consentendo di pulire rapidamente prima di andare a letto ogni sera.

- **Scegliete colori caldi e temi monocromatici**: Conservate l'arredamento eccitante per l'esterno della camera da letto e mantenete le cose fredde e raccolte nella zona in cui dormite. Scegliete i toni del marrone, del marrone, dell'arancione e del giallo per rendere il vostro spazio accogliente e poco stimolante.

- **Evitare gli elementi decorativi**: Oggetti come gingilli sul comodino o pezzi decorativi in tutta la camera da letto occupano spazio e contribuiscono a creare una sensazione di disordine. In camera da letto, meno è meglio, per favorire il sonno e il relax.

Condizioni di riposo ideali

Di seguito è riportata una guida rapida che vi aiuterà a formulare le situazioni di sonno migliori per riposare meglio.

Elemento ambientale	Situazione ideale	Suggerimenti	Alternative
Temperatura	• 65-68 °F (18-20 °C) (Pacheco, 2024c).	• Utilizzate un ventilatore per mantenere la stanza fresca e allo stesso tempo per creare una macchina del suono. • Impostate il termostato per abbassare automaticamente la temperatura di notte e aumentarla al mattino.	• Fare una doccia fresca la sera per aiutare la temperatura corporea a diminuire, soprattutto in estate.
Luce	• Buio completo.	• Utilizzate una mascherina per gli occhi per bloccare la luce, sia naturale che artificiale. • Utilizzate tende oscuranti in camera da letto per evitare che la luce penetri.	• Utilizzate una luce notturna temporizzata se avete difficoltà ad addormentarvi al buio pesto. In questo modo, si spegnerà un po' di tempo dopo che vi sarete addormentati.

Suono	• Non c'è alcun suono.	• Utilizzare tappi per le orecchie per ridurre il rumore proveniente dall'esterno o dai partner. • Investite in pannelli acustici per ridurre i rumori provenienti dal piano di sotto, dal piano di sopra e dai vicini che vi tengono svegli durante la notte.	• Se i tappi per le orecchie rendono difficile dormire comodamente o usare la sveglia, prendete in considerazione l'uso di una macchina del rumore. • Scegliete suoni naturali come l'acqua che scorre o la pioggia per evitare tutto ciò che potrebbe farvi stare all'erta.
Comfort	• La posizione ideale per dormire è sul fianco o sulla schiena (Suni, 2024a).	• La scelta di un materasso rigido o morbido dipende dal vostro corpo e dalle vostre preferenze, come il peso, l'altezza e la posizione in cui dormire. Scegliete un materasso di sostegno e di livello con un cuscino di spessore moderato.	• Utilizzate un cuscino per le ginocchia per dormire più comodamente. Se dormite di lato, questo può aiutarvi a ridurre la tensione sulle anche.

Screen Detox

La vita moderna ha un forte impatto sulla nostra salute del sonno. Uno dei principali fattori che tengono svegli di notte è probabilmente la tecnologia. La tecnologia non è del tutto negativa e molte persone ne hanno bisogno per il loro lavoro. Tuttavia, un uso eccessivo dei social media può avere un impatto sulla nostra salute.

Un sondaggio ha dimostrato che oltre il 90% degli utenti di smartphone utilizza il proprio dispositivo al momento di andare a letto (Alshobaili, 2019). Si tratta di un problema diffuso che impedisce a molte persone di riposare come si deve. Di seguito sono riportati alcuni consigli per aiutarvi a disintossicarvi dallo schermo:

- Scegliete un giorno della settimana in cui **spegnere completamente il telefono**. Rispondete solo alle chiamate di emergenza e ignorate tutti gli SMS, le notifiche e le e-mail. Utilizzate attività diverse dallo schermo per abituarvi a evitare il telefono e scrivete come vi sentite durante la giornata per essere consapevoli delle sensazioni che provate.

- Stabilite la regola di **tenere il telefono fuori dalla camera da letto**. Investite in una sveglia che vi svegli al mattino al posto del telefono. Programmate un'ora o poco più prima di andare a letto per controllare i social media, in modo da resistere alla voglia di farlo più tardi.

- **Stabilite dei limiti di tempo per le varie app** per evitare di farne un uso eccessivo e prendete in considerazione l'idea di cambiare il telefono in bianco e nero per renderlo meno eccitante. I nostri telefoni offrono una gratificazione istantanea, quindi tutto ciò che facciamo per ridurre il loro fascino è utile per ridurre l'impulsività e l'uso eccessivo.

Capitolo 5:
Aumentare il riposo: approcci olistici per una salute a lungo termine

Quando non riusciamo a dormire, siamo tentati di ricorrere a bevande molto forti e ricche di caffeina per restare svegli. Ma invece di affidarvi a soluzioni a breve termine, adottate approcci olistici per una salute migliore.

Non esiste una soluzione rapida per dormire meglio. L'obiettivo dovrebbe essere quello di incorporare nel tempo piccole abitudini che contribuiscano a migliorare la routine generale.

I rimedi naturali e gli approcci olistici sono sempre il primo suggerimento per rimediare al sonno, in quanto sono accessibili, hanno maggiori probabilità di essere privi di rischi e lavorano con i processi naturali del corpo per facilitare il miglioramento. Di seguito sono riportate due categorie: strumenti per il riposo e strategie di rilassamento.

Gli strumenti per il riposo possono costare un po' di più, ma non devono necessariamente essere costosi. Sono strumenti da aggiungere alla vostra cassetta degli attrezzi per migliorare la salute del sonno. La seconda categoria, le strategie di rilassamento, sono per lo più suggerimenti a costo zero, ma molto preziosi per l'aiuto che possono aggiungere alla vostra routine del sonno. Provate ognuna di esse per vedere se ha un impatto e create una strategia che vada bene per le vostre esigenze personali.

Queste aggiunte alla vostra routine del sonno non sono garantite, ma sono approcci che potrebbero avere un impatto positivo sulla vostra salute generale. Sperimentatene uno o due alla settimana per costruire la vostra routine nel tempo.

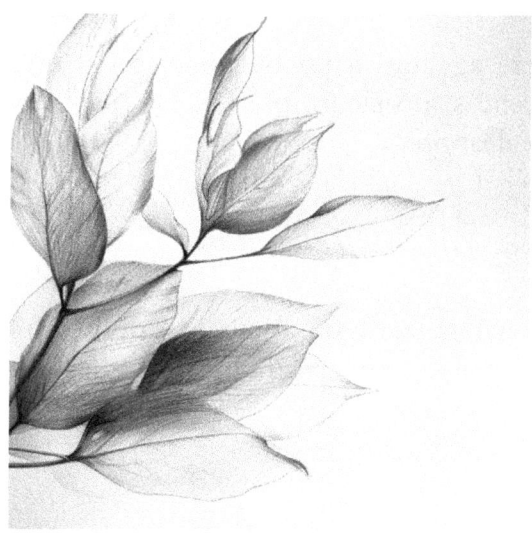

Strumenti per il riposo

Di seguito sono riportati alcuni strumenti per il riposo da aggiungere alla vostra routine quotidiana o settimanale. Potrebbero richiedere più tempo per avere un impatto positivo, ma con pazienza e dedizione sono sicuri di creare una solida routine.

Tè

Le tisane sono un ottimo modo per aggiungere altri rimedi naturali alla vostra routine. Il tè caldo dà un senso di pace e di riposo quando ci si riposa la sera. Sorseggiate un tè mentre scrivete un diario la sera o mentre vi godete un po' di tempo all'aperto al chiaro di luna. I migliori tè per migliorare la salute del sonno sono:

- Lavanda
- Camomilla
- Menta

Oli essenziali

Alcuni oli essenziali possono contenere composti in grado di favorire il riposo e migliorare la salute del sonno. Considerate di provare alcuni di quelli che favoriscono un sonno migliore (Wong, 2023):

- Bergamotto
- Legno di cedro
- Lavanda

Gli oli essenziali possono essere aggiunti a un bagno caldo o utilizzati in un diffusore d'aria per l'aromaterapia. Alcuni, a patto che siano sicuri, possono essere tamponati sulla pelle o aggiunti alla lozione per il corpo per favorire il riposo.

Integratori

L'assunzione di una determinata vitamina, di un minerale o di un altro integratore alimentare in pillole è un metodo facile e accessibile per aggiungere al corpo questa sostanza chimica desiderata su base costante.

I migliori integratori per la salute del sonno sono:
- Magnesio
- Melatonina
- L-teanina

Se si assumono altri farmaci o se è stata diagnosticata una patologia che potrebbe interagire con vari integratori, consultare il proprio medico.

Coperta appesantita

Una coperta ponderata è come una normale coperta, ma spesso è riempita di pesi per esercitare una maggiore pressione. È possibile realizzare una coperta ponderata fatta in casa seguendo uno dei tanti tutorial gratuiti disponibili online, oppure acquistarne una per il proprio letto.

Una coperta appesantita esercita una pressione su tutto il corpo, che può dare un senso di comfort. Quando ci si sente confortati e rilassati, è meno probabile che si tenda la muscolatura, lasciandoci più soddisfatti e in grado di riposare meglio.

Paradenti

Se vi accorgete di digrignare i denti di notte, un paradenti è un'ottima soluzione per chi vuole dormire meglio. Questo aiuta a evitare che la mascella si tenda tanto, alleviando così il dolore alla mascella e ai denti. Chiedete al vostro dentista se vi consiglia un paradenti specifico.

Massaggi regolari

I massaggi regolari aiutano a rilassare il corpo e a sciogliere le tensioni che si possono trattenere. Questo vi farà sentire meglio, inducendo la produzione di serotonina, che può aiutare il rilascio di melatonina. Si può investire in una pistola per massaggi a casa per uso personale, o considerare di spendere per massaggi professionali per un relax ancora maggiore.

Strategie di rilassamento

Dormire meglio non deve essere necessariamente costoso! Per ulteriori metodi per migliorare il sonno, prendete in considerazione le strategie riportate di seguito.

Bagni caldi

I bagni, come i massaggi, offrono un rilassamento per tutto il corpo. La temperatura calda potrebbe sembrare un controsenso all'inizio, dato che la temperatura corporea diminuisce di notte, ma appena usciti dalla vasca ci si accorge di essere sopraffatti da un'ondata di freddo! La combinazione di rilassamento e abbassamento della temperatura induce la sonnolenza. Aggiungete oli essenziali e sorseggiate una tisana per migliorare il vostro bagno e prendete in considerazione l'idea di utilizzare una coperta pesata dopo essere usciti. Come potete vedere, ci sono molti modi per combinare più strategie e strumenti per dormire meglio.

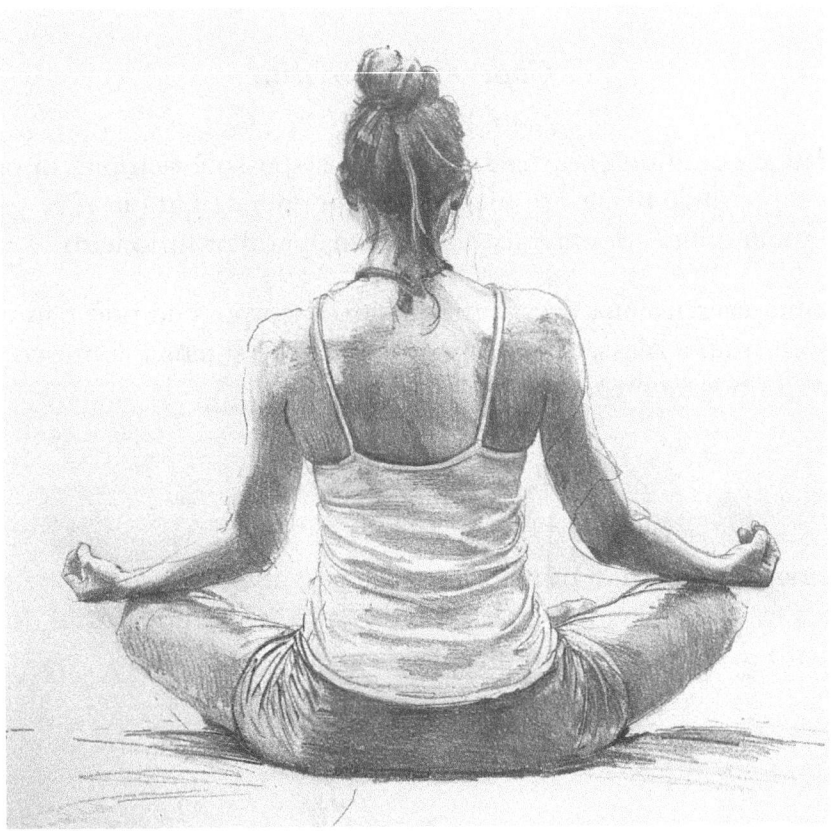

Lavoro di respirazione

Molte persone si trovano bloccate nella modalità "combatti o fuggi". Si tratta della risposta allo stress innescata da una pletora di fattori di stress durante la giornata. Quando si è in modalità "combatti o fuggi", si può liberare cortisolo, che può alterare gli ormoni del sonno.

Il lavoro di respirazione è il processo di inspirazione ed espirazione profonda in modo lento e costante per attivare il sistema nervoso parasimpatico. Se lo si fa la sera e la mattina, si regola il corpo e si esce dalla modalità "lotta/fuga" per una migliore gestione dello stress.

Per praticare la respirazione profonda, seguite i passaggi seguenti:

1. Assicuratevi di essere in una posizione comoda. Rilassate le spalle, la mascella e l'addome.

2. Inspirate profondamente dal naso. Non affrettate il respiro, ma non andate così piano da sentire i polmoni affaticarsi.

3. Mantenete questo atteggiamento per un momento e poi espirate lentamente. Sentite come lo stomaco si alza e si abbassa a ogni respiro.

4. Continuate a praticare questo schema di inspirazione ed espirazione.

5. Iniziate con sessioni di cinque minuti e cercate di praticarlo ogni giorno, prolungando di qualche minuto ogni volta. Estendete lentamente l'espirazione in modo che diventi più lunga dell'inspirazione, per consentire al respiro di fermarsi naturalmente dopo l'espirazione per alcuni conteggi prima di ripetere il ciclo. Questo è utile per prevenire la respirazione eccessiva.

Il lavoro sul respiro è meglio integrato da altri metodi di rilassamento mentale, come la meditazione sul sonno, il rilassamento muscolare progressivo e la mindfulness. Per scoprire altri metodi di mindfulness e meditazione sul sonno, cliccate qui, oppure consultate gli altri libri in appendice!

Yoga Nidra

Conosciuta anche come sonno yogico, questa tecnica di rilassamento aiuta a passare dalla veglia al sonno. È ottima per i sonnellini o per andare a letto la sera. Per seguire la pratica dello Yoga Nidra, seguite le indicazioni riportate di seguito:

1. Sdraiatevi con gli occhi chiusi e i piedi sollevati. Se non è possibile sdraiarsi, sedersi sulla sedia da ufficio con gli occhi chiusi.

2. Impostate una sveglia di 30 minuti per assicurarvi di svegliarvi.

3. Sdraiatevi con gli occhi chiusi e i piedi sollevati. Se non è possibile sdraiarsi, sedersi sulla sedia da ufficio con gli occhi chiusi.

4. Impostate una sveglia di 30 minuti per assicurarvi di svegliarvi.

5. Utilizzate il lavoro sul respiro per portare consapevolezza al vostro corpo.

6. Pensate a un'intenzione o a un punto di visualizzazione che vi aiuti a concentrare i vostri pensieri verso il rilassamento.

7. Notate le sensazioni che provate e continuate a regolare il respiro.

8. Quando il respiro inizia a cambiare, riportate l'attenzione su di voi e notate come si sentono le diverse parti del corpo mentre lo fate.

Per una meditazione guidata e una pratica speciale di Yoga Nidra, cliccate qui, oppure consultate le risorse aggiuntive sul sonno alla fine del libro!

Il sonnellino come integrazione del sonno

Il sonnellino fa bene? I pisolini sono dannosi per il sonno? Non esiste una risposta esatta, sì o no, a questa domanda. Ciò che è importante sapere è come inserire la giusta durata del sonnellino nella propria routine quando è necessaria un'integrazione. Di seguito sono riportati alcuni consigli per il sonnellino forniti dalla Sleep Foundation (Summer, 2024c):

- La durata ideale del pisolino è compresa tra 20 e 30 minuti. Se la durata è maggiore, si rischia di entrare in un sonno più profondo, che richiede un periodo di tempo più lungo. Se ci si sveglia nel bel mezzo di questo sonno profondo, ci si può sentire ancora più intontiti di prima.

- Evitate di fare sonnellini nelle otto ore successive al momento in cui andrete a dormire. Una buona regola è quella di interrompere i sonnellini nello stesso momento in cui si consuma la caffeina. Il sonnellino dopo pranzo è un buon momento per approfittare della sonnolenza pomeridiana dovuta al ritmo circadiano.

- Sonnecchiate in camera da letto, quando potete, per garantire un ambiente di sonno coerente. Se fate un pisolino alla scrivania o sul posto di lavoro, potreste allenare la vostra mente a dormire di più in questa zona. Il lavoro e il sonno devono essere tenuti separati per evitare di confondere il cervello.

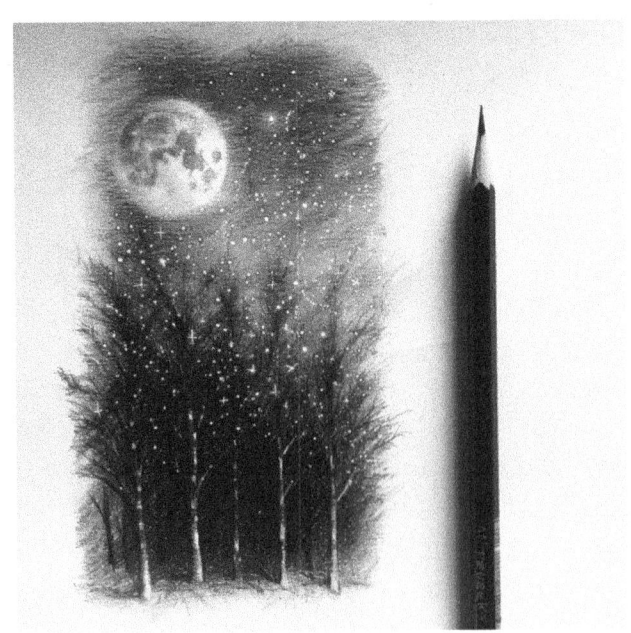

Diario dei sogni

Se avete incubi notturni o sogni vividi che vi disturbano il sonno, tenere un diario dei sogni può aiutarvi a capire meglio cosa succede nella vostra mente durante la notte. Sognare può essere dirompente, soprattutto se provoca il risveglio. Alcuni incubi notturni possono essere dovuti a una condizione di disturbo del sonno REM, per cui è opportuno rivolgersi a un professionista della salute o a uno specialista del sonno se si tratta di un problema ricorrente.

In alternativa, potreste scoprire che alcuni dei vostri sogni vi piacciono e che vi è difficile svegliarvi o passare dal mondo dei sogni a quello reale. Tutti sognano, anche se non si ha necessariamente memoria di quali fossero i sogni. Indipendentemente dalla situazione in cui ci si trova, di seguito sono riportati alcuni suggerimenti per aiutarvi a tenere traccia dei vostri sogni e a scrivere un diario più frequentemente:

- Tenete un diario accanto al letto, con una penna a portata di mano, in modo che sia più facile annotare i sogni come prima cosa al risveglio. In alternativa, utilizzate un'applicazione sul telefono o l'app per le note per annotare subito i sogni. In questo modo li avrete tutti in un unico posto. Tenete il telefono in modalità aereo per evitare la tentazione di controllare i social media come prima cosa al mattino.

- Un altro metodo di registrazione dei sogni da prendere in considerazione è un'applicazione di dettatura che si può usare per registrare memo vocali dei propri sogni. Può essere più veloce e più facile parlarne, e si può scoprire che, man mano che si registra, vengono fuori altre cose.

- Concentratevi prima sui simboli. Che cosa avete visto? In quale luogo vi trovavate? Poi scrivete le vostre azioni: cosa stavate facendo? Come vi sentivate. Evidenziate i simboli o i luoghi che sembrano essere comuni nei vostri sogni.

- Interpretate il vostro sogno utilizzando un dizionario dei sogni per decifrare i simboli. Che cosa significano per voi e come potrebbero influire sui vostri livelli generali di stress? Questo vi aiuterà a ridurre e gestire gli stati emotivi nel corso della giornata.

Capitolo 6:

Capitolo bonus - Dormire per circostanze speciali

L'ultimo capitolo è un capitolo "bonus" che fornisce suggerimenti per varie circostanze speciali. Ogni sezione comprende una guida rapida che spiega come la situazione influisce sulla salute del sonno, con un elenco di consigli per migliorare la situazione. Esaminate ogni categoria per ottenere informazioni importanti sul sonno, oppure utilizzate strategie specifiche per trattare le varie situazioni con cui potreste avere a che fare.

Il sonno per bambini e adolescenti

Perché questo influisce sul sonno

- **Bambini**: il sonno è un processo rigenerante per tutte le età, ma questo momento della notte è particolarmente importante per i bambini, poiché la loro mente si sta ancora sviluppando. I bambini possono avere paura di dormire da soli o al buio, disturbando ulteriormente il loro sonno.
- **Adolescenti**: Gli adolescenti sono spesso alle prese con lo stress scolastico e gli impegni che possono influire sul loro sonno. Inoltre, l'accesso eccessivo ai social media e agli smartphone potrebbe indurli a rimanere svegli più del dovuto. Alcune ricerche suggeriscono anche che c'è un cambiamento nell'orologio biologico degli adolescenti e che durante l'adolescenza "gli adolescenti hanno una tendenza naturale ad addormentarsi più tardi e a svegliarsi più tardi" ("Sleep Needs", 2000).
- **Famiglie giovani**: Chi ha una famiglia giovane e impegnata ha probabilmente molte responsabilità e diverse esigenze di routine. Potrebbe essere difficile mantenere la routine del sonno a causa dei diversi orari di ognuno.

Consigli specifici per il sonno

- Assicuratevi che i bambini piccoli dormano dalle 11 alle 14 ore al giorno. I bambini dai 4 ai 5 anni dovrebbero dormire dalle 10 alle 13 ore al giorno, mentre i bambini dai 6 ai 12 anni dovrebbero dormire dalle 9 alle 12 ore al giorno. Gli adolescenti dovrebbero dormire dalle 8 alle 10 ore a notte (Suni, 2024d).
- Tutti i consigli già citati sulla creazione di routine strutturate e di ambienti perfetti per il sonno valgono per persone di tutte le età. Una cosa che può rendere tutto più facile è la creazione di una routine notturna. Magari potete scegliere a turno un film rilassante per la famiglia, mentre tutti bevono un tè calmante. Potete rimboccare le coperte ai bambini e leggere loro una divertente storia della buonanotte, scelta da loro stessi.
- Investite in una luce notturna divertente per aiutare i bambini a sentirsi sicuri e felici nelle loro stanze. Si può anche pensare di utilizzare un'illuminazione più morbida in bagno per favorire la sonnolenza. Assicuratevi però che non sia troppo buio! La combinazione di calore e luci soffuse li aiuterà a dormire meglio.
- Chiedete agli adolescenti di consegnare i loro dispositivi ai genitori la sera per assicurarsi che non rimangano svegli fino a tardi. Stabilire regole e limiti con la tecnologia li aiuterà a sviluppare un rapporto più forte con essa in età adulta.

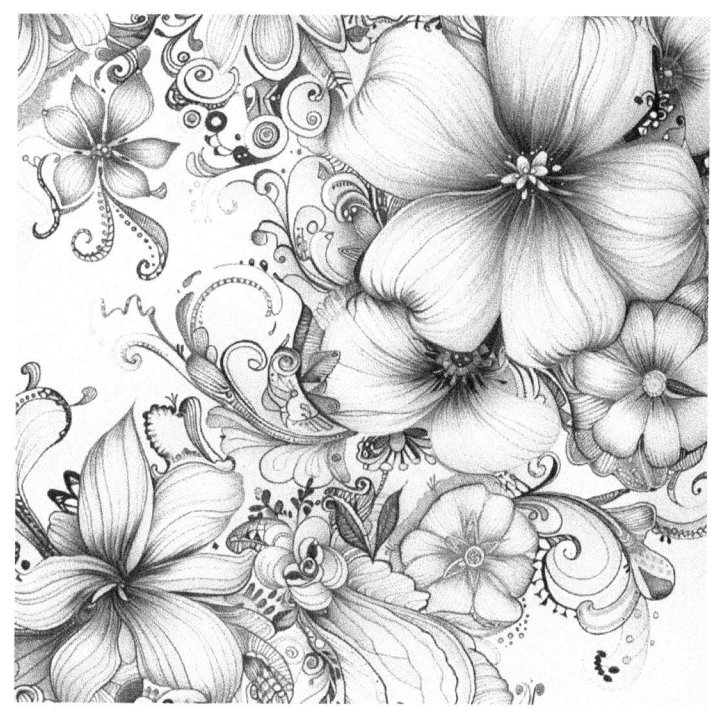

Il sonno per la salute delle donne

Perché questo influisce sul sonno

- **Mestruazioni**: A causa dei cambiamenti ormonali, il sonno può essere influenzato durante le mestruazioni. Gli effetti collaterali del ciclo mestruale, come crampi e sbalzi d'umore, possono influenzare il sonno anche in questo periodo.
- **Gravidanza**: La gravidanza può causare malessere, bruciore di stomaco e minzione frequente, tutti fattori che possono disturbare il sonno.
- **Menopausa**: La menopausa può provocare vampate di calore e insonnia, entrambi effetti collaterali comuni di questo periodo della vita di una donna.

Consigli specifici per il sonno

- Creare un ambiente più confortevole durante questo periodo e utilizzare oggetti come cuscinetti riscaldanti o coperte per ridurre il dolore o il disagio.
- Se vi accorgete di avere caldo o sete durante la notte, succhiate dei pezzetti di ghiaccio. Tenete una coppetta nel congelatore per prepararvi a questa operazione, se necessario. È un'alternativa migliore rispetto all'acqua, che potrebbe farvi urinare frequentemente durante la notte.
- Elevare la testa durante la gravidanza se il bruciore di stomaco provoca disturbi notturni. Fate esercizio fisico durante la giornata per ridurre i sintomi della menopausa o i crampi mestruali.

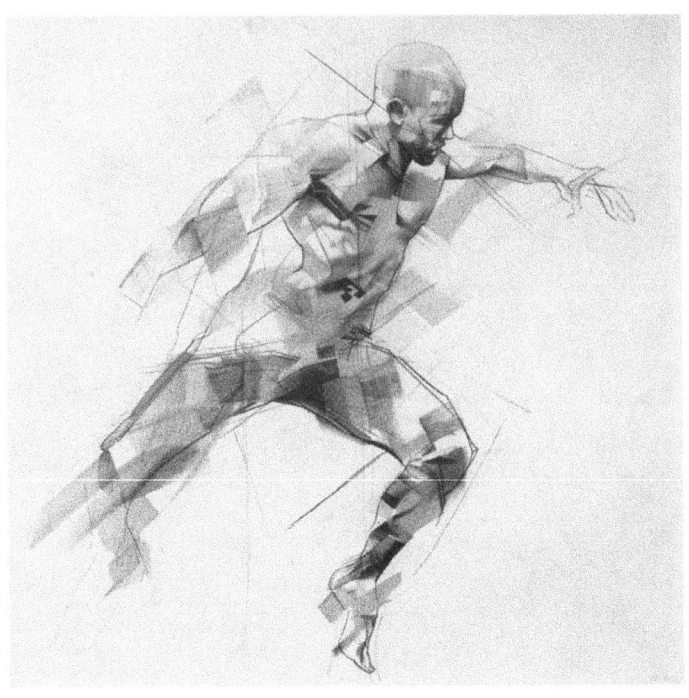

Il sonno per gli atleti

Perché questo influisce sul sonno

Gli atleti hanno bisogno di più energia per sostenere le prestazioni di punta. Gli allenamenti e le partite possono rendere difficile la coerenza degli orari di sonno.

Consigli specifici per il sonno

- Le routine di riscaldamento sono importanti da incorporare nella vostra routine, in quanto contribuiscono a migliorare le prestazioni e a prepararvi per gli eventi sportivi che vi attendono. Incorporatele quotidianamente, anche nei giorni in cui non vi esibirete, per aiutare a regolare il corpo.
- Dopo l'esecuzione, assicuratevi di concedere alla mente e ai muscoli il tempo necessario per rilassarsi. Fate bagni caldi e svolgete attività riposanti, come leggere o guardare la TV, mentre vi riprendete.
- Mangiate alimenti ricchi di carboidrati sani per l'energia e concentratevi sulle proteine magre, che vi sosterranno durante le prestazioni.
- Fare dei sonnellini per integrare l'energia nei giorni in cui le prestazioni sono elevate.

Sonno per orari non tradizionali

Perché questo influisce sul sonno

Chi ha orari di lavoro imprevedibili, chi fa il secondo o il terzo turno o chi viaggia spesso può trovarsi a combattere con il jet lag e la letargia causata dal lavoro.

Consigli specifici per il sonno

- Investite in strumenti che aiutino il vostro corpo a rimanere in linea con il normale ritmo circadiano. Ad esempio, utilizzate tende oscuranti e mascherine per gli occhi per indurre il buio anche se dovete dormire di giorno.

- Creare un programma coerente con i partner e i coinquilini che potrebbero aiutare nelle faccende domestiche e nella cura dei bambini. Anche quando gli orari sono imprevedibili, fare le cose nello stesso intervallo di tempo può essere utile per mantenere la routine.

- Per quanto riguarda il jet lag, cercate di seguire un cambiamento lento e graduale prima del viaggio. Sebbene non possiate rivedere completamente la vostra routine, piccoli cambiamenti possono prepararvi a rendere meno intensi gli effetti del jet lag. Fate esercizio fisico la prima mattina nel nuovo fuso orario per aiutare a regolare il vostro corpo e sentirvi riposati dopo il viaggio.

- Utilizzate gli integratori durante i periodi di cambiamento per aiutare il vostro corpo ad adattarsi, oltre agli altri strumenti menzionati nel Capitolo 5.

Il sonno per gli over 60

Perché questo influisce sul sonno

Chi ha più di 60 anni potrebbe scoprire di soffrire di maggiori interruzioni nella propria routine, con conseguenti disturbi del sonno. A causa della minore attività in età avanzata, dovuta al pensionamento o alle minori responsabilità (come la cura dei figli), gli over 60 potrebbero scoprire di avere più energia fino a tarda notte.

Consigli specifici per il sonno

- Evitate di sonnecchiare durante la giornata. Riempite invece la giornata con attività che stimolano la mente e consumano energia e che favoriscono il riposo in seguito.

- Cercate di dormire almeno sette ore a notte e fino a nove ("A Good Night's Sleep", n.d.).

- Una tecnica utile per chi cerca di addormentarsi di notte consiste nel contare da 1 a 100. Immaginare nuvole e altre immagini morbide aiuta a rilassarsi e a concentrarsi.

Dopo aver messo in pratica le risorse di questo libro, se il sonno continua a essere problematico, potrebbe essere un segnale che vi suggerisce di consultare un medico.

Conclusione

Il sonno è così importante da regolare, ma molti fattori possono contribuire a un sonno insufficiente. Facilitando un ambiente in cui si promuove un sonno sano, si creano le basi per la guarigione dell'intera mente e del corpo. Prendendo provvedimenti per migliorare il riposo, si fa un passo avanti per vivere una vita più serena.

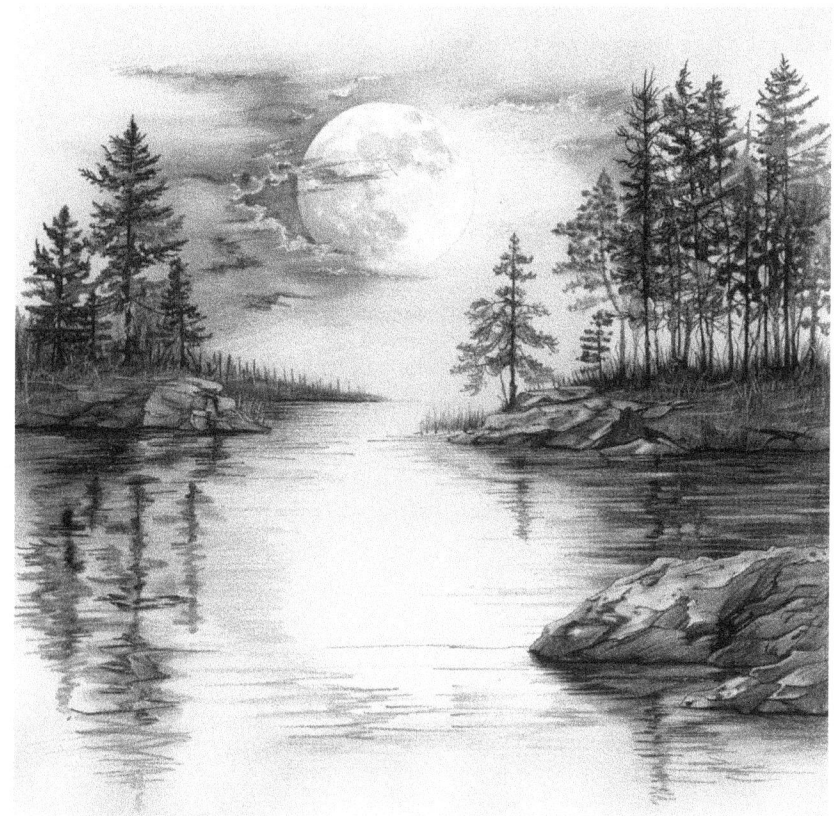

Il sonno ha un impatto su *tutto*. Dal modo in cui vi sentite al modo in cui il vostro corpo digerisce, le vostre abitudini di sonno potrebbero essere la cosa che vi rende così difficile addormentarvi la notte. Una sola notte non è sufficiente a garantire la salute del vostro sonno, ma già da questa notte potreste notare dei miglioramenti. In futuro, l'elemento che avrà il maggiore impatto sarà il vostro livello di dedizione e di costanza per contribuire a creare un ambiente che favorisca notti più riposanti.

Se c'è una cosa che si può trarre da questo libro è quella di non farsi prendere dall'ansia per il cattivo sonno: questo creerebbe un circolo vizioso di stress dal quale potrebbe essere difficile uscire. La salute del sonno è importante, e arriverete a un punto in cui vi sentirete a vostro agio, sicuri di voi stessi e più riposati ogni notte. È probabile che in futuro vi capitino notti in cui vi svegliate e non riuscite a riaddormentarvi, o magari non riuscite nemmeno ad addormentarvi. Ma va bene così! Farsi prendere dal panico non farà altro che trasformare un piccolo problema in un grande problema. Questo atteggiamento mentale può essere sufficiente per iniziare a migliorare la salute del sonno nella giusta direzione.

Migliorare il sonno richiede tempo e pazienza. Non scoraggiatevi se i cambiamenti non sono immediati. Anche una volta regolato il sonno, potrebbe essere necessario un po' di tempo per vedere risultati più positivi se si stanno apportando cambiamenti per aspetti come la digestione o l'equilibrio ormonale. Il corpo è forte e complesso, quindi è improbabile che si possano sentire subito tutti i benefici. Se dopo qualche settimana fate ancora fatica a dormire bene, non abbiate paura di rivolgervi a un medico che possa aiutarvi a escludere altre condizioni di salute sottostanti che potrebbero contribuire a un sonno insufficiente.

Seguendo solo alcuni dei consigli illustrati nei capitoli precedenti, noterete dei miglioramenti nel giro di poche settimane. Create una routine che vada bene per voi e ricordate che il corpo e le esigenze di ognuno sono diversi. Anche se riuscite a dormire 10 minuti in più a notte, alla fine diventerà una solida routine notturna.

Consultate le risorse aggiuntive qui accanto per approfondire la vostra esplorazione della salute del sonno. Si tratta di un processo di salute continuo, ma ne vale la pena!

Il vostro piano d'azione

Per ricapitolare, ricordate i seguenti passaggi per creare il vostro piano d'azione perfetto per il futuro:

1. Capire il sonno e perché è importante per aumentare la motivazione a un cambiamento positivo.

2. Stabilite la routine perfetta per il vostro corpo e fate degli aggiustamenti lungo il percorso per trovare quello che fa per voi.

3. Risolvete i problemi che disturbano la vostra routine e create dei limiti con gli altri per facilitare il sonno.

4. Create l'ambiente ideale per dormire ancora di più e concentratevi su elementi come la temperatura e il comfort per rendere il vostro corpo più felice ogni notte.

5. Aumentate il vostro sonno aggiungendo elementi aggiuntivi per una notte più riposante in piccoli incrementi per costruire una solida routine che duri nel tempo.

Una nota dell'autore

Uno dei modi migliori per imparare a conoscere la salute del sonno è ascoltare le esperienze degli altri. Una preziosa ricerca sul sonno deriva dallo studio dei modelli di persone come voi!

Per contribuire a mantenere viva la conversazione sul sonno, vi invitiamo a lasciare un commento e a condividere le vostre difficoltà e il modo in cui pensate di superare questi problemi. Che cosa avete imparato e che inizierete a mettere in pratica? Cosa vi ha colpito di più?

Le recensioni sono così importanti per contribuire a rendere i buoni libri accessibili! Lasciarne una significa molto per la mia missione - dare alle persone la possibilità di avere conoscenze di buona qualità e attuabili che migliorino la salute e il benessere - e le leggerò tutte! Grazie per aver trovato il tempo di inviare una recensione, breve o lunga che sia.

Quando la salute del sonno viene considerata prioritaria e gestita, può fare una grande differenza. Questo è un bene per la vostra vita, ma anche per la vostra famiglia, i vostri amici e la vostra comunità! Diffondete le conoscenze acquisite e lasciate una recensione per contribuire a diffondere questa potente intuizione.

30 Giorni per un Sonno Migliore

Meriti un sonno di qualità ogni singola notte! Con questo piano di 30 giorni, avrai gli strumenti per farlo. Nei prossimi 30 giorni, ci sono tre cose essenziali che puoi fare per migliorare la qualità del sonno:

1. Stabilire una solida routine mattutina per creare coerenza.
2. Stabilire una solida routine serale per rafforzare tale coerenza.
3. Migliorare la qualità complessiva del sonno, così da sentirti più riposato ogni notte.

I prossimi 30 giorni saranno suddivisi in 3 fasi, ciascuna con un obiettivo quotidiano per aiutarti a raggiungere la coerenza nella tua routine. Ogni giorno ripeterai gli obiettivi dei giorni precedenti, aiutandoti a trovare un sonno più riposante alla fine dei 30 giorni.

Nella colonna a sinistra troverai un obiettivo quotidiano. Nella colonna a destra c'è uno spazio per riflettere su tale obiettivo. Considera le sfide, i benefici, le motivazioni o le intenzioni legate all'obiettivo e rifletticci con parole tue nello spazio fornito.

Tracker del Sonno

Prima di iniziare i prossimi 30 giorni per migliorare il sonno, troverai una tabella qui sotto per monitorare la tua routine del sonno. Questo ti permetterà di essere più consapevole delle tue abitudini e di apportare eventuali cambiamenti.

Istruzioni:

1. Scrivi il giorno della settimana (lunedì-domenica) nella prima colonna, seguito dalla data nella seconda.
2. Successivamente, annota l'ora in cui sei andato a letto (ad es. 22:30, 00:00, ecc.) e l'ora in cui ti sei svegliato nella colonna successiva. Scegli un orario che si adatti al tuo programma e cerca di rispettarlo ogni giorno.
3. Scrivi i minuti dedicati al riposo durante il giorno. Cerca di limitare il pisolino a 30 minuti e di farlo solo nel primo pomeriggio per evitare che influisca sul sonno notturno.
4. Nella colonna della qualità, valuta la qualità del tuo sonno su una scala da 1 a 10.
5. Infine, scrivi una valutazione generale da 1 a 10, considerando come ti sei sentito fisicamente e mentalmente durante il giorno.

Questo ti aiuterà a individuare eventuali fattori che influenzano la qualità del tuo sonno, fornendo un punto di riferimento per notare i miglioramenti o i cambiamenti positivi.

NOTA: Dopo aver mantenuto un programma regolare per due settimane, se ti senti ancora costantemente stanco, aumenta leggermente la quantità di sonno, ad esempio andando a dormire 30 minuti prima. Mantieni quel nuovo programma per determinare la durata ottimale del sonno necessaria.

Giorno:	Data:	Ora di Andare a Letto:	Ora di Sveglia:	Tempo di Pisolino	Valutazione Qualità	Valutazione Generale

Fase 1: Trova la Tua Routine Mattutina

Obiettivo Giorno 1	Riflessione
Rifletti sui tuoi schemi di sonno e sui principali obiettivi che hai per migliorare la qualità del sonno.	
Obiettivo Giorno 2	**Riflessione**
Scegli un orario specifico per svegliarti ogni giorno. Assicurati di concederti abbastanza tempo per prepararti al mattino. Inizia a svegliarti sempre alla stessa ora, anche nel fine settimana.	
Obiettivo Giorno 3	**Riflessione**
Partendo dall'orario di sveglia, stabilisci un orario specifico per andare a dormire ogni giorno. Consulta il Capitolo 2 se hai bisogno di aiuto per creare una routine.	
Obiettivo Giorno 4	**Riflessione**
Concentrati sul tuo orario ideale per andare a dormire e svegliarti, identificando i principali ostacoli che possono rendere difficile seguire questa routine.	
Obiettivo Giorno 5	**Riflessione**
Crea un elenco di promemoria sul motivo per cui questo orario coerente è importante per te e usalo come motivazione per mantenere la routine. Consulta il Capitolo 1 per saperne di più sull'importanza di un sonno salutare.	

Obiettivo Giorno 6	**Riflessione**
Incorpora la luce naturale nella tua routine mattutina per vedere come può aiutarti a svegliarti e fornire una sensazione di allerta. Consulta il Capitolo 2 per saperne di più su come la luce influisce sul sonno.	
Obiettivo Giorno 7	**Riflessione**
Rifletti sui progressi compiuti finora. Quali cambiamenti puoi implementare per mantenere questa routine?	
Obiettivo Giorno 8	**Riflessione**
Stabilisci un obiettivo di fitness per svolgere un certo numero di minuti di esercizio ogni mattina, partendo da 10 minuti al giorno e adattandolo in base al tuo programma. Consulta la Guida all'Attività Fisica nel Capitolo 2 se necessario.	
Obiettivo Giorno 9	**Riflessione**
Continua a seguire la tua routine ideale e integra i pisolini se necessario. **Ricorda**: limita i pisolini a 30 minuti e prendili solo nel primo pomeriggio.	
Obiettivo Giorno 10	**Riflessione**
Esamina la tua routine mattutina e valuta quanto bene l'hai seguita. Apporta eventuali modifiche necessarie e continua a seguire questa nuova routine.	

Fase 2: Stabilisci una Routine Notturna

Obiettivo Giorno 11	**Riflessione**
Identifica il tuo orario ideale per andare a dormire. Apporta eventuali modifiche necessarie e fai del tuo meglio per continuare a seguire la routine coerente.	
Obiettivo Giorno 12	**Riflessione**
Incorpora un esercizio di respirazione rilassante nella tua routine serale (consulta il Capitolo 2 per maggiori informazioni sugli esercizi di respirazione).	
Obiettivo Giorno 13	**Riflessione**
Stabilisci l'obiettivo di limitare la caffeina almeno 12 ore prima di andare a dormire.	
Obiettivo Giorno 14	**Riflessione**
Aggiungi una leggera routine di stretching agli esercizi di respirazione serali.	
Obiettivo Giorno 15	**Riflessione**
Dato che sei a metà dei 30 giorni per migliorare il sonno, rifletti sul tracker del sonno e osserva eventuali schemi o abitudini che possono disturbare il tuo sonno.	
Obiettivo Giorno 16	**Riflessione**
Continua a seguire la stessa routine e sperimenta diversi esercizi di stretching e respirazione (consulta il Capitolo 2 per maggiori informazioni).	

Obiettivo Giorno 17	**Riflessione**
Crea un nuovo obiettivo di cura personale per integrare qualcosa nella tua routine serale, come leggere o seguire una routine di cura della pelle.	
Obiettivo Giorno 18	**Riflessione**
Pratica la meditazione per almeno 10 minuti prima di andare a dormire stasera.	
Obiettivo Giorno 19	**Riflessione**
Identifica i principali successi che hai ottenuto con l'istituzione di una routine mattutina e serale e come questi ti hanno fatto sentire.	
Obiettivo Giorno 20	**Riflessione**
Rifletti sulla tua routine e sul tracker del sonno e scrivi alcune delle tue forze e debolezze che hai notato.	

Fase 3: Migliora la Qualità del Sonno

Obiettivo Giorno 21	Riflessione
Rifletti sui cambiamenti nella qualità del sonno basati sull'aver stabilito una routine consolidata.	
Obiettivo Giorno 22	**Riflessione**
Crea un nuovo obiettivo per migliorare ulteriormente la qualità. Scrivi i passi che dovrai fare per raggiungere questo obiettivo e cosa ti motiverà a raggiungerlo.	
Obiettivo Giorno 23	**Riflessione**
Incorpora qualcosa nella tua routine quotidiana che migliorerà la qualità del sonno, come la consapevolezza, lo stretching o il journaling.	
Obiettivo Giorno 24	**Riflessione**
Celebrate your successes so far, and thank yourself for putting in work to get better sleep.	
Obiettivo Giorno 25	**Riflessione**
Identifica le maggiori sfide che affronterai in futuro e cosa puoi fare per superarle.	
Obiettivo Giorno 26	**Riflessione**
Continua a seguire la stessa routine e rifletti su ciò che hai imparato attraverso questa esperienza.	

Obiettivo Giorno 27	Riflessione
Esamina il tracker del sonno e identifica una cosa che ha influito negativamente sulla tua routine di sonno. Consulta i Capitoli 3 e 4 per vedere se alcune di queste interferenze ti hanno tenuto sveglio.	
Obiettivo Giorno 28	**Riflessione**
Continua a praticare la stessa routine e evidenzia i cambiamenti positivi che hai vissuto.	
Obiettivo Giorno 29	**Riflessione**
Identifica ciò che è cambiato positivamente di più nel modo in cui ti senti fisicamente e mentalmente dopo questi 30 giorni.	
Obiettivo Giorno 30	**Riflessione**
Celebra di essere arrivato all'ultimo giorno e continua a seguire la tua routine. Condividi questo piano con qualcun altro e considera di ripetere quanto sopra con qualcuno per fare progressi continui e incoraggiare altri a migliorare il sonno!	

Altre risorse per il sonno

Di seguito sono riportate alcune risorse che possono aiutarvi a continuare il processo di costruzione di una migliore routine del sonno.

Aiuto specializzato

A volte, però, si può scoprire di aver bisogno di un aiuto più specialistico. Ci sono alcune condizioni che potrebbero impedirvi di dormire bene. Tra queste vi sono:

- apnea del sonno
- narcolessia
- sindrome delle gambe senza riposo
- incubi notturni

Per capire se siete affetti da una di queste condizioni, rivolgetevi a un medico. Potete trovare aiuto anche su siti web accreditati come la Cleveland Clinic o la Johns Hopkins Medicine.

Apprendimento continuo

Di seguito sono riportati alcuni libri e podcast consigliati per aiutarvi a continuare il vostro viaggio verso il miglioramento del sonno:

- ***Il piano dei 4 pilastri*** *del dottor Rangan Chatterjee*
- **Perché dormiamo: Liberare il potere del sonno e dei sogni** *di Matthew Walker*
- *Serie di ospiti* **del Podcast del Laboratorio Huberman** | *Dr. Matt Walker*

Fonti online

- Centro per la scienza del sonno umano

- www.humansleepscience.com

- Fondazione per il sonno
    - www.sleepfoundation.org

- Fondazione nazionale del sonno
    - www.thensf.org

Infine, visitate il mio sito web drsuiwongmd.com, dove potrete iscrivervi alla mia mailing list e registrarvi su bit.ly/sleepbetterbonuses per scaricare fogli di lavoro gratuiti e trovare un audio di Yoga Nidra (sonno yogico)! Inoltre, scoprirete altri strumenti che vi aiuteranno a sostenere più capacità cognitive per lasciare un impatto positivo sulla vostra mente e sul vostro corpo.

Potete aiutarmi per favore?

Grazie ancora per aver letto questo libro!

Le recensioni fanno la differenza nella scoperta dei libri.

Mi piacerebbe conoscere le vostre opinioni con una rapida recensione su Amazon.

Lo apprezzo molto e leggerò le vostre recensioni.

Per comodità, i seguenti codici QR o link portano direttamente alla pagina della recensione sul rispettivo mercato Amazon:

Amazon.it

Amazon.it/review/create-review?&asin=1917353340

Appendice

Potresti essere interessato ad altri libri del Dr. Sui H. Wong MD FRCP https://www.drsuiwongmd.com/books

Per essere avvisati sui libri futuri, registrate qui il vostro interesse, anche per le offerte gratuite durante le promozioni.

bit.ly/drwongbooks

Riferimenti

I riferimenti forniti qui includono un mix di articoli scientifici e siti web che forniscono informazioni preziose e che possono essere facilmente consultati per ulteriori letture. Tenete presente che vengono condotti costantemente nuovi studi. Potete utilizzare le risorse qui riportate per aiutarvi a costruire la vostra base di conoscenze e a prendere in mano il vostro percorso di salute.

Una buona notte di sonno. (n.d.). NIH. https://www.nia.nih.gov/health/sleep/good-nights-sleep

Abbasi-Feinberg, F., Aurora, R. N., Carden, K. A., Kapur, V. K., Malhotra, R. K., Martin, J. L., Olson, E. J., Ramar, K., Rosen, C. L., Rowley, J. A., Shelgikar, A. V., Trotti, L. M. (2021, 1 ottobre). *Il sonno è essenziale per la salute: una presa di posizione dell'American Academy of Sleep Medicine.* JCSM. https://jcsm.aasm.org/doi/full/10.5664/jcsm.9476

Alshobaili, F. & AlYousefi, N. (2019, 8 giugno). *L'effetto dell'uso dello smartphone al momento di coricarsi sulla qualità del sonno tra il personale saudita non medico della King Saud University Medical City.* Biblioteca nazionale di medicina. https://www.ncbi.nlm.nih.gov/pmc/articles/PMC6618184/

Baron, E. D., Cooper, K. D., Koo, B., Matsui, M. S., Oyetakin-White, P., Suggs, A., Yarosh, D. (2014, 30 settembre). *La scarsa qualità del sonno influisce sull'invecchiamento della pelle?* Biblioteca nazionale di medicina. https://pubmed.ncbi.nlm.nih.gov/25266053/

Benton, D., Bloxham, A., Brennan, A., Gaylor, C., Young, H. A. (2022, 21 settembre). *Carboidrati e sonno: una valutazione dei meccanismi putativi.* NIH. https://www.ncbi.nlm.nih.gov/pmc/articles/PMC9532617/

Blume, C., Garbazza, C., & Spitschan, M. (2019, 20 agosto). *Effetti della luce sui ritmi circadiani umani, sul sonno e sull'umore.* NIH. https://www.ncbi.nlm.nih.gov/pmc/articles/PMC6751071/

Bryan, L. (2023, 14 dicembre). *Adenosina e sonno: capire l'impulso al sonno.* Fondazione del sonno. https://www.sleepfoundation.org/how-sleep-works/adenosine-and-sleep

Bryan, L. (2024a, 5 aprile). *Perché abbiamo bisogno di dormire?* Fondazione del sonno. https://www.sleepfoundation.org/how-sleep-works/why-do-we-need-sleep

Bryan, L. (2024b, 15 marzo). *Ritmo circadiano.* Fondazione del sonno. https://www.sleepfoundation.org/circadian-rhythm

Bryan, L. (2024c, 7 maggio). *Alcol e sonno.* Fondazione del sonno. https://www.sleepfoundation.org/nutrition/alcohol-and-sleep

Carollo, M. (2024, 10 aprile). *Ridurre lo stress con il decluttering*. Centro medico Irving della Columbia University. https://www.columbiadoctors.org/news/reduce-stress-through-decluttering

Il gatto vi tiene svegli? Come gestire l'attività notturna. (n.d.). Animal Humane Society. https://www.animalhumanesociety.org/resource/cat-keeping-you-awake-how-manage-night-activity

Chesak, J. (2023, 20 marzo). *Come queste 3 posizioni del sonno influenzano la salute dell'intestino*. Healthline. https://www.healthline.com/health/healthy-sleep/sleep-effects-digestion

Dasgupta, R. (2021, 1 settembre). *Come il sonno può influenzare i livelli ormonali, oltre a 12 modi per dormire profondamente*. Healthline. https://www.healthline.com/health/sleep/how-sleep-can-affect-your-hormone-levels

Davis, N. (2019, 11 dicembre). *La migliore routine di allenamento da fare prima di andare a letto*. Healthline. https://www.healthline.com/health/sleep/the-best-workout-routine-to-do-before-bedtime

Dinardo, K. (2020, 10 ottobre). *Riposare meglio con esercizi leggeri*. Il New York Times. https://www.nytimes.com/2020/10/10/at-home/exercises-for-better-sleep.html

Everett, A. C., Hinko, A., Horowitz, J. F., Newsom, S. A. (2013, 13 agosto). *Una singola sessione di esercizio fisico a bassa intensità è sufficiente a migliorare la sensibilità all'insulina fino al giorno successivo negli adulti obesi*. Biblioteca nazionale di medicina. https://www.ncbi.nlm.nih.gov/pmc/articles/PMC3747878/

Cibi che aiutano a dormire. (2020, dicembre). The Sleep Charity. https://thesleepcharity.org.uk/information-support/adults/sleep-hub/foods-that-help-you-sleep/

Un buon sonno per una buona salute. (2021, aprile). Notizie sulla salute. https://newsinhealth.nih.gov/2021/04/good-sleep-good-health

Gupta, S., Shankar, E. e Srivastava, J. (2011, 1 febbraio). *Camomilla: Una medicina erboristica del passato con un futuro brillante*. NIH. https://www.ncbi.nlm.nih.gov/pmc/articles/PMC2995283/

Hong, S., Jeong, J. e Kim, T. (2015, 11 marzo). *L'impatto del sonno e dei disturbi circadiani sugli ormoni e sul metabolismo*. Biblioteca nazionale di medicina. https://www.ncbi.nlm.nih.gov/pmc/articles/PMC4377487/

Ormoni. (2022, 23 febbraio). Clinica di Cleveland. https://my.clevelandclinic.org/health/articles/22464-hormones

Come la privazione del sonno influisce sulla salute mentale. (2022, 16 marzo). Centro medico Irving della Columbia University. https://www.columbiapsychiatry.org/news/how-sleep-deprivation-affects-your-mental-health

Ormone della crescita umano (HGH). (2022, 21 giugno). Clinica di Cleveland. https://my.clevelandclinic.org/health/articles/23309-human-growth-hormone-hgh

Insonnia. (n.d.). Cleveland Clinic. https://my.clevelandclinic.org/health/diseases/12119-insomnia

Scheda informativa sul Koala. (2020, 1 luglio). PBS. https://www.pbs.org/wnet/nature/blog/koala-fact-sheet/

Krans, B. (2018, 17 agosto). *Gli alimenti che possono migliorare il sonno.* Healthline. https://www.healthline.com/health/foods-for-better-sleep

Martin, W. (2023, 15 marzo). *Perché le persone del mattino non dovrebbero mai insegnare o dare voti dopo le 18.* Harvard Business Publishing. https://hbsp.harvard.edu/inspiring-minds/why-morning-people-should-never-teach-or-grade-after-6-p-m

McTigue, S. (2020, 27 febbraio). *I bambini dormono nel grembo materno?* Healthline. https://www.healthline.com/health/pregnancy/do-babies-sleep-in-the-womb

Newsom, R. (2023, 1 novembre). *Nicotina e sonno.* Fondazione del sonno. https://www.sleepfoundation.org/physical-health/nicotine-and-sleep

Newsom, R. (2024a, 12 gennaio). *Luce blu: cos'è e come influisce sul sonno.* Fondazione per il sonno. https://www.sleepfoundation.org/bedroom-environment/blue-light

Newsom, R. (2024b, 7 maggio). *La terapia cognitivo-comportamentale per l'insonnia (CBT-I): Una panoramica.* Fondazione del sonno. https://www.sleepfoundation.org/insomnia/treatment/cognitive-behavioral-therapy-insomnia

Pacheco, D. (2023, 26 ottobre). *Sonno e livelli di glucosio nel sangue.* Fondazione del sonno. https://www.sleepfoundation.org/physical-health/sleep-and-blood-glucose-levels

Pacheco, D. (2024a, 11 aprile). *Inerzia del sonno: come combattere la stanchezza mattutina.* Fondazione del sonno. https://www.sleepfoundation.org/how-sleep-works/sleep-inertia

Pacheco, D. (2024b, 17 aprile). *Caffeina e sonno.* Fondazione del sonno. https://www.sleepfoundation.org/nutrition/caffeine-and-sleep

Pacheco, D. (2024c, 7 marzo). *La temperatura migliore per dormire.* Fondazione del sonno. https://www.sleepfoundation.org/bedroom-environment/best-temperature-for-sleep

Pacheco, D. (2024d, 13 maggio). *Come diventare una persona mattiniera.* Fondazione del sonno. https://www.sleepfoundation.org/sleep-faqs/how-to-become-a-morning-person

Peters, B. (2023, 22 maggio). *Mangiare prima di andare a letto fa male?* Verywell Health. https://www.verywellhealth.com/eating-before-bed-3014981

Rausch-Phung, E., & Rehman, A. (2023, 19 dicembre). *Quanto tempo occorre per addormentarsi?* La Fondazione del sonno. https://www.sleepfoundation.org/sleep-faqs/how-long-should-it-take-to-fall-asleep

Rosen, L. (2015, 31 agosto). *Rilassati, spegni il telefono e vai a dormire.* Harvard Business Review. https://hbr.org/2015/08/research-shows-how-anxiety-and-technology-are-affecting-our-sleep

Salamon, M. (2022, 16 novembre). *Come la luce blu influisce sul sonno.* WebMD. https://www.webmd.com/sleep-disorders/sleep-blue-light

Sheikh, Z. (2023, 13 novembre). *Cibi ad alto contenuto di triptofano.* WebMD. https://www.webmd.com/diet/foods-high-in-tryptophan

Dormire. (2023, 19 giugno). Clinica di Cleveland. https://my.clevelandclinic.org/health/body/12148-sleep-basics

Dormire. (n.d.). Associazione cardiaca americana. https://www.heart.org/en/healthy-living/healthy-lifestyle/sleep

Bisogni, schemi e difficoltà di sonno degli adolescenti: Sintesi di un seminario. (2000). NIH. https://www.ncbi.nlm.nih.gov/books/NBK222804/

Stanborough, R. J. (2020, 10 luglio). *Come influisce il cortisolo sul sonno?* Healthline. https://www.healthline.com/health/cortisol-and-sleep

Stress e sonno. (n.d.). Associazione psicologica americana. https://www.apa.org/news/press/releases/stress/2013/sleep

Summer, J. (2024a, 19 aprile). *Che cos'è il triptofano?* La Fondazione del sonno. https://www.sleepfoundation.org/nutrition/what-is-tryptophan

Summer, J. (2024b, 29 febbraio). *8 benefici del sonno per la salute.* La Fondazione del sonno. https://www.sleepfoundation.org/how-sleep-works/benefits-of-sleep

Summer, J. (2024c, 11 marzo). *Sonnellino: benefici e consigli.* Fondazione del sonno. https://www.sleepfoundation.org/napping

Summer, J. (2024d, 7 marzo). *Come il rumore può influire sulla soddisfazione del sonno.* Fondazione del sonno. https://www.sleepfoundation.org/noise-and-sleep

Suni, E. (2023a, 21 dicembre). *Come dormono gli animali?* La Fondazione del sonno. https://www.sleepfoundation.org/animals-and-sleep

Suni, E. (2023b, 18 luglio). *Come la mancanza di sonno influisce sulle prestazioni cognitive e sulla concentrazione.* Fondazione del sonno. https://www.sleepfoundation.org/sleep-deprivation/lack-of-sleep-and-cognitive-impairment

Suni, E. (2023c, 1 giugno). *Miti e fatti sul sonno.* Fondazione del sonno. https://www.sleepfoundation.org/how-sleep-works/myths-and-facts-about-sleep

Suni, E. (2024a, 10 aprile). *Le migliori posizioni per dormire.* Fondazione del sonno. https://www.sleepfoundation.org/sleeping-positions

Suni, E. (2024b, 12 aprile). *I migliori alimenti che aiutano a dormire.* La Fondazione per il sonno. https://www.sleepfoundation.org/nutrition/food-and-drink-promote-good-nights-sleep

Suni, E. (2024c, 27 marzo). *Insonnia: sintomi, cause e trattamenti.* La Fondazione per il sonno. https://www.sleepfoundation.org/insomnia

Suni, E. (2024d, 13 maggio). *Di quanto sonno hai bisogno?* La Fondazione del sonno. https://www.sleepfoundation.org/how-sleep-works/how-much-sleep-do-we-really-need

I momenti migliori per mangiare (2023, ottobre). Northwestern Medicine. https://www.nm.org/healthbeat/healthy-tips/nutrition/best-times-to-eat

Lo stato di salute del sonno in America 2023. (n.d.). Associazione americana per l'apnea del sonno. https://www.sleephealth.org/sleep-health/the-state-of-sleephealth-in-america/

Vandekerckhove, M. (2017, 1 dicembre). *Emozioni, regolazione delle emozioni e sonno: una relazione intima.* NIH. https://www.ncbi.nlm.nih.gov/pmc/articles/PMC7181893/

Walker, M. (n.d.). *L'allarme sull'alcol e la caffeina.* Master Class. https://www.masterclass.com/classes/matthew-walker-teaches-the-science-of-better-sleep/chapters/the-buzz-on-alcohol-and-caffeine

Watson, K. (2023, 10 febbraio). *Quanto tempo impiega l'acqua a passare nel corpo?* Healthline. https://www.healthline.com/health/digestive-health/how-long-does-it-take-for-water-to-pass-through-your-body

Cosa indossare a letto: pigiama, calzini o niente. (2023, 25 aprile). Il Consiglio per un sonno migliore. https://bettersleep.org/blog/what-to-wear-to-bed-pajamas-socks-or-nothing-at-all/

Perché il sonno è importante. (n.d.). Associazione psicologica americana. https://www.apa.org/topics/sleep/why

Perché il sonno è importante? (2022, 24 marzo). NIH. https://www.nhlbi.nih.gov/health/sleep/why-sleep-important

Perché il sonno è importante: benefici del sonno. (2021, 1 ottobre). Divisione di Medicina del sonno. https://sleep.hms.harvard.edu/education-training/public-education/sleep-and-health-education-program/sleep-health-education-41

Riferimento immagine:

Ho creato le illustrazioni di questo libro utilizzando Midjourney www.midj o urney.com. Sono grata a questo strumento che mi ha aiutato a far emergere la mia visione di queste immagini.